Dr Frédéric SAUVAN
DE LA FACULTÉ DE MÉDECINE
DE PARIS

CONTRIBUTION A L'ÉTUDE
DES
CELLULITES CERVICALES DIFFUSES
SEPTICÉMIQUES
D'ORIGINE BUCCALE

19624

PARIS
OLLIER-HENRY
LIBRAIRE ÉDITEUR
8, Rue Casimir-Delavigne
Anciennement 13, rue de l'Ecole de Médecine
—
1904

Td106
205

Dr Frédéric SAUVAN
DE LA FACULTÉ DE MÉDECINE
DE PARIS

CONTRIBUTION A L'ÉTUDE
DES
CELLULITES CERVICALES DIFFUSES
SEPTICÉMIQUES
D'ORIGINE BUCCALE

R.F.
IMPRIMÉS

PARIS
OLLIER-HENRY
LIBRAIRE ÉDITEUR
8, Rue Casimir-Delavigne
Anciennement 13, rue de l'Ecole de Médecine

1904

Td 106
205

A LA MÉMOIRE DE MON PERE

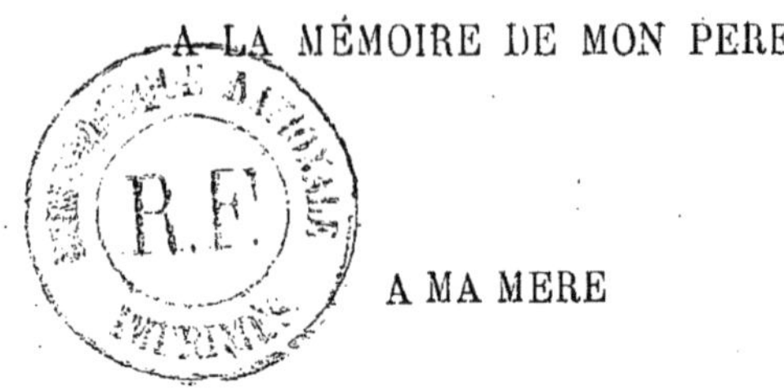

A MA MERE

A MON EPOUSE

MES PARENTS

A MES AMIS

A MON MAITRE

MONSIEUR LE DOCTEUR ROUTIER

CHIRURGIEN DE L'HOPITAL NECKER

A NOTRE PRÉSIDENT DE THÈSE

MONSIEUR LE PROFESSEUR TILLAUX

PROFESSEUR DE CLINIQUE CHIRURGICALE

MEMBRE DE L'ACADÉMIE DE MÉDECINE

COMMANDEUR DE LA LÉGION D'HONNEUR

Avant-propos

Au mois de juillet 1902, alors que nous fréquentions le service de clinique chirurgicale de l'Hôtel-Dieu, il nous fut donné d'observer, salleSaint-Landry, un cas de phlegmon diffus du cou, d'origine buccale, qui se termina rapidement par la mort : tous les soins échouèrent devant cette infection septicémique foudroyante.

Ce cas nous frappa beaucoup et fut pour nous l'occasion de faire quelques recherches critiques sur le sujet ; nous présentons le résultat de ces recherches et les réflexions qu'elles nous inspirent, dans ce travail qui marque la fin de nos études et prélude à notre entrée dans la vie médicale.

Mais nous désirons d'abord exprimer notre extrême gratitude aux maîtres qui ont dirigé nos études et nous ont prodigüé leurs savants conseils avec leurs bienveillants encouragements.

M. le docteur Routier qui a guidé nos premiers pas dans la Pathologie chirurgicale, M. le docteur Bazy, près de qui nous avons trouvé un bienveillant accueil, MM. les docteurs Duguet, Faisans, Rénon, qui nous ont initié au diagnostic médical et appris l'auscultation, M. le docteur Doléris, qui nous a donné de précieux conseils touchant l'art des accouchements et la Gynécologie, tous ont droit à notre respectueuse reconnaissance. Qu'il nous soit permis de leur adresser ici nos bien sincères remerciements.

Que M. le professeur Tillaux nous permette de le remercier du grand honneur qu'il nous fait en acceptant la présidence de cette thèse.

Introduction

La plus grande partie de l'histoire des infections lymphatiques et ganglionnaires du cou est aujourd'hui bien connue. On peut lire dans les traités classiques récents, des chapitres très documentés sur les adéno-phlegmons du cou sus-hyoïdiens et sous-hyoïdiens. Il existe aussi des descriptions très complètes des phlegmasies cervicales diffuses, de ces cellulites graves à allures septicémiques qui nous occupent plus spécialement ; parmi celles-ci le phlegmon diffus du plancher buccal est une des formes les mieux connues. Sans vouloir faire ici un commentaire inutile de notre bibliographie, nous indiquerons à quelles sources nous nous sommes adressé pour prendre notre documentation.

Le phlegmon diffus du plancher de la bouche résume la presque totalité des cellulites cervicales diffuses septicémiques d'origine buccale. Très nombreux sont les auteurs qui ont écrit sur ce sujet ; nous n'indiquerons que les principaux travaux.

En 1830, dans le *Journal de médecine de Lyon*, Gensoul écrit : « Les muscles de la région sublinguale et hyoïdienne sont sujets à s'enflammer, soit isolément, soit par contiguité, lors de l'angine du pharynx ou du phlegmon de la partie supérieure du tissu cellulaire du cou. Les auteurs des temps modernes n'ont pas fait de description de cette inflammation. J'ai eu l'occasion de l'observer trois fois. J'ai reconnu cette affection, à la difficulté que les malades avaient pour abaisser la mâchoire et mouvoir la langue, à l'impossibilité dans laquelle ils sont, d'opérer le mouvement de déglutition, à une tumeur circulaire qui semble former un menton s'étendant jusqu'à l'os hyoïde, à une sensation de résistance très forte que l'on éprouve en appuyant la pulpe du doigt sur la partie tuméfiée, la peau participant très peu à l'inflammation des muscles. Dans tous les cas que j'ai observés, cette inflammation a marché avec une rapidité effrayante et en trente-six ou quarante-huit heures, la vie du malade a été en grand danger : la respiration est devenue laborieuse, la circulation jugulaire embarrassée, la face bleuâtre et le tissu cellulaire du cou œdémateux, enfin il est survenu du délire... »

En 1836, Ludwig, de Stuttgard, dans un mémoire qui fut traduit l'année même dans la *Gazette médicale de Paris*, décrivit le phlegmon sus-hyoïdien à tendance gangréneuse, comparable à l'erysipèle, et se développant sur un terrain nerveux en donnant des symptômes d'une grande gravité.

Camerer en 1837, donna à ces septicémies lympho-phlegmoneuses du plancher de la bouche, le nom assez inattendu et certainement très peu justifié d'angine de Ludwig.

Les observations ne tardèrent pas à abonder : Theurer, Bosch, Hering, Leube, Schwetzer, Blasberg, Knopf, von Thaden, Heyfelder, Verneuil en publièrent, ainsi que Roser, Hashimoto, Barker, Gillette et Tillaux, Murchison, Tordens, Schiffer, Schwartz, etc.

Ces observations sont rapportées et commentées dans des études critiques parmi lesquelles il faut retenir : un travail de Tissier en 1886, une clinique de Mollière en 1888, un article de Demoulin en 1894, enfin, cette même année, une clinique de Delbet et une étude de Huguet et de Bovis. Ces derniers travaux étaient un écho des longues et importantes discussions qui avaient eu lieu en 1892 à la Société de Chirurgie à l'occasion d'un rapport de M. Nélaton, sur une observation présentée par M. Linon. Cette discussion marque une époque dans l'histoire du phlegmon diffus du plancher de la bouche ; elle débarrasse la discussion de ce mot d' « Angine de Ludwig », sur lequel on avait longuement disserté jusque-là, alors que personne ne peut et ne doit se méprendre sur la signification des « faits » cliniques, qui seuls importent.

D'autre part, nous signalerons les diverses thèses rédigées sur la question et qui ont apporté des revues générales des plus utiles, dont la documentation globale indique tout ce qui a été écrit sur le sujet. Ces thèses sont les suivantes : Houillon (Strasbourg 1875), Boehler (Paris 1885), Chabrol (Paris 1887) Leterrier (Paris 1893), Lyons (Montpellier 1897), Cocar (Paris 1899). Enfin les articles de Hartmann et de Morestin donnent la note classique.

Mais s'il est vrai de dire que les phlegmons diffus du plancher buccal forment la plus grande partie des cellulites cervicales diffuses, ce serait une erreur de penser qu'ils résument à eux seuls ce chapitre important de pathologie; ils ne sont que la forme anatomo-clinique la plus fréquente des cellulites d'origine buccale. Nous avons donc recherché, dans les divers documents sur les phlegmons pharyngés et péripharyngés ce qui se rapportait à notre sujet. De même, dans les travaux sur les phlegmons du cou, nous avons rencontré des faits à retenir.

Remarquons à ce propos qu'on étudie ordinairement d'une part les phlegmons du plancher de la bouche, c'est-à-dire en somme les phlegmons sus-hyoïdiens et qu'on étudie ailleurs les phlegmons du cou proprement dit, réservant ce nom aux phlegmons de la région sterno-mastoïdienne et de la région sous-hyoïdienne. Cette distinction ne semble justifiée ni par l'anatomie ni par la clinique. Il y a des caractères multiples communs à toutes les cellulites cervicales, et surtout un lien étiologique: l'origine buccale. C'est ainsi que nous avons pu grouper des faits qui, à première vue, paraissent évidemment connexes.

Les ouvrages classiques sur les phlegmons sterno-mastoïdiens et sous-hyoïdiens sont à signaler: Velpeau, Chassaignac, Gillette, Tillaux, Jacquey (Paris 1876) Delair (Paris 1885) en sont les auteurs. Nous devons surtout mentionner le travail de Younge en 1884 sur les « cellulites cervicales », que précédait un important mémoire de Gray-Croly sur les « cellulites diffuses du cou » lequel date de 1873. Ces faits répondent du reste à peu près à ce que Chassaignac appelait « l'abcès cervical profond » et Dupuytren « le phlegmon large du cou »; on peut différencier ces diverses formes anatomiquement — et encore dans une certaine mesure, car les auteurs ne s'entendent pas là-dessus – on ne peut pas les différencier cliniquement. Enfin signalons les articles récents comme ceux de Walther et d'Arrou où on peut puiser d'amples renseignements.

Sur les phlegmasies pharyngées et péri-pharyngées existent les travaux de Gillette, de Roustan, de Bokay, de Broca, etc. plus particulièrement les observations de Senator, de Merklen. Sur ce sujet de nombreuses thèses existent: Sestier (Paris 1852) Janicot (Paris 1879), Goix (Paris 1881), Joannes Schwamm (Munich 1888), Mandelstamm (Paris 1891) Dudefoy (Paris 1893). Enfin les articles récents très documentés de Broca et de Morestin sont à signaler.

Telle est dans ses grandes lignes notre documentation sur les cellulites cervicales. Nous dirons plus loin comment nous avons été amenés à les grouper sous ce caractère étiologique si important de l'origine buccale. Mais dès maintenant, nous voulons signaler que nous avons pris l'idée de cette synthèse pour une large part dans un mémoire récent de Sebileau sur les infections d'origine buccale et où l'auteur a plus particulièrement étudié les grandes infections à caractères septicémiques.

Ce besoin de synthèse, de groupement, de classification se fait sentir dans tous les travaux récents sur les phlegmasies cervicales ; il est certain qu'à cet égard la question ne semble se mettre au point que peu à peu : nous apportons une modeste contribution à cette œuvre.

CHAPITRE PREMIER

Etiologie.

Les septicémies cervicales lympho-phlegmoneuses sont la manifestation de l'infection du système lymphatique et du tissu cellulaire par des agents septiques. Quelquefois, ces agents infectieux pénètrent par les téguments ; le cas est, on peut le dire, exceptionnel. Le plus souvent, c'est sur les muqueuses aériennes ou digestives que se trouve la porte d'entrée. Or, il est à remarquer que les voies aériennes, et en particulier les fosses nasales, sont des cavités peu septiques ou du moins qui se défendent bien devant les infections. Il en est tout autrement de la cavité buccale, et, d'une façon plus générale, de la cavité digestive bucco-pharyngée : elle est le lieu d'élection pour l'origine des infections du cou.

Et d'abord que faut-il entendre par cavité buccale ou cavité bucco-pharyngée, au sens où nous le comprenons ici ? Il est bien certain, qu'en parlant d'infections d'origine « buccale », nous n'entendons pas donner à ce mot un sens anatomique strict. La cavité « buccale », telle que nous l'entendons, comprend ce qu'en anatomie on appelle : la bouche, l'isthme du gosier et le pharynx buccal ; c'est, pour tout dire en un mot, la vaste cavité que l'on a sous les yeux lorsqu'on examine la gorge d'un malade qui a une angine. Il est bien certain que ce long couloir bucco-pharyngé, ou « buccal » au sens large du mot, et son autonomie sinon au point de vue anatomique et physiologique, du moins au point de vue pathologique qui nous occupe.

La cavité buccale est le point de départ de la plupart des lésions inflammatoires aiguës du cou: il était donc naturel que nous pensassions à grouper les grandes infections cervicales cellulo-lymphatiques sous cette raison étiologique fondamentale. Ce sera ultérieurement l'occasion de quelques remarques importantes, en dehors même de la question de prophylaxie qui s'impose.

Les raisons de cette origine buccale des infections sont faciles à indiquer:

1° La bouche — en dehors même des diverses infections de cause directe: stomatites, parotidites, ostéites etc., — est une cavité exposée aux traumatismes, donc aux lésions, portes d'entrée des éléments septiques.

2° D'autre part, la bouche est une cavité très riche en germes pathogènes.

3° Enfin, la bouche est reliée au système cellulo-lymphatique du cou par un réseau d'une richesse extrême, où les propagations se font avec une facilité et une rapidité quelquefois extraordinaires.

Développons ces considérations.

I. — La bouche est exposée aux traumatismes pour ainsi dire continuels de la mastication, qui provoquent des plaies, donc des stomatites, des gingivites, des glossites, des aphtes, etc. Or, la mastication est une nécessité fondamentale de l'alimentation. Et ce n'est pas seulement le revêtement muqueux qui est interressé, par ces traumatismes, ce sont surtout les dents ; accidents d'éruption, d'extraction ou plus souvent de carie. Les dents cariées, par leur pulpe ouverte, constituent de larges surfaces d'absorption béantes qui drainent dans l'intimité des tissus les microbes et leurs toxines. Pendant longtemps, on a nié avec Magitot l'origine dentaire des affections lympho-phlegmoneuses et adéno-phlegmoneuses ; aujourd'hui personne ne songerait à la mettre en doute et la plupart des auteurs sont d'accord pour lui donner une importance prépondérante, comme l'a récemment montré Conteneau. Dans des cas plus rares, les pertes de substance de la cavité buccale se font par plaie, coup de feu, épingle, aiguille, fracture du maxillaire, ouverte dans la bouche et par conséquent infectante.

II. — La bouche est une cavité riche en germes pathogènes: plusde quinze espèces y vivent d'une vie latente devenant à un moment donné pathogènes. On y trouve du reste d'une façon courante ; le streptocoque, le bacille de Lœffler-Klebs, des anaérobies. A l'état d'intégrité du revêtement epithélial, la lutte contre les germes buccaux est à l'avantage de l'organisme ; mais dès qu'une brèche est faite c'est une infection qui commence, variant évidemment avec le terrain et avec le microbe, mais qui peut devenir grave.

III. — Enfin la bouche est très riche en lympathiques, qui

vont se rendre aux ganglions sous-mentaux, sous-maxillaires, carotidiens et à tous les groupes ganglionnaires du cou : stomatites, angines, retentissent quelquefois sur de vastes territoires lympathiques du cou, où les propagations peuvent se diffuser avec facilité d'un point quelconque aux points voisins. D'une façon générale nous pourrions indiquer que les infections buccales proprement dites retentissent surtout sur la région sous-linguale et sous-maxillaire, tandis que les infections de l'isthme du gosier et du pharynx buccal semblent surtout affecter le territoire carotidien et sterno-mastoïdien ; mais il n'y a pas là de limites précises, et justement nous retiendrons les faits où les cellulites ont revêtu le type diffus et septicémique.

L'ulcération buccale, traumatique ou inflammatoire, est donc le premier terme des infections adéno-lympathiques et des cellulites cervicales. Cependant, dans toutes ces infections, il faut tenir compte non seulement de l'agent infectieux exerçant son action sur la bouche proprement dite, mais encore de l'agent infectieux exerçant son action spéciale sur l'isthme du gosier et le pharynx buccal, sur cette région qui vulgairement est appelée l' « arrière-bouche » ou la « gorge » Les formations lympathiques constituent à ce niveau des amas appelés amygdales, et ces masses lympathiques s'ordonnent en un double cercle bien schématisé par Waldeyer. C'est là un lieu d'élection pour l'origine des infections. Verneuil disait à la Société de Chirurgie : « J'admets quatre points de départ : le pharynx, l'amygdale, les dents, les os. « Il y avait certainement quelque exagération à mettre ainsi le pharynx, en première ligne ; mais il ne faut pas oublier que Verneuil, avec Desprès, Périer, Auger, ne croyait pas — après Magitot — à l'importance étiologique de la carie dentaire. Magitot, en effet, faisait intervenir l'arthrite alvéolo-dentaire, et Verneuil la périostite maxillaire, ce qui est du reste à peu de chose près identique ; comme ces lésions étaient en somme rares, ces auteurs ne croyaient pas à l'importance de la carie et mettaient, dans l'étiologie des infections cervicales, le pharynx en toute première ligne. Il a son importance qu'on ne doit pas méconnaître, en raison de la fréquence des inflammations de la gorge, qui viennent se grouper dans la grande classe — peut-être un peu confuse — des angines.

Murchison dans ses observations coloniales, puis en France. Verneuil et Reynier, à la Société de Chirurgie, ont insisté pour montrer la large part que l'on doit faire au terrain A à virulence égale, un microbe produira une simple-adéno-lymphite chez un sujet sain et provoquera un phlegmon diffus grave chez un débilité, cancéreux, diabétique, albuminurique, alcoolique, etc. Il faut mettre tout à fait à part parmi les prédisposés ceux qui ont une mauvaise hygiène buccale, qui ne prennent pas soin du nettoyage de la bouche et des dents, qui gardent dans leur organisme des foyers purulents chroniques autour de vieux chicots dentaires enfouis sous des gencives fistulisées ét entretenant des exusdations périostiques indéfinies. Chez ces sujets, existe une sorte d'état septicémique latent qui est — selon le motde Lejars — une véritable « cachexie dentaire » On connaît bien cet état infectieux latent que Chassaignac appelait « la cachexie buccale purulente » et Richet « l'intoxication putride d'origine buccale » ; on le connaît chez les sujets ayant un cancer ou une tuberculose bucco-pharyngée, une fracture ouverte des maxillaires. Il faut savoir qu'il existe chez ceux qui n'ont pas d'hygiène buccale et qu'il cree une prédisposition aux infections graves, non seulement locale; par ses lésions locales, mais générale par son retentissement sur l'organisme.

On a rapporté des cas de suppurations diffuses du cou consécutives aux grandes infections ; typhoïde, scarlatine, blennorrhagie. Nous pensons que dans ces cas ces affections ont agi en préparant le terrain, ou qu'il existait des lésions bucco-pharyngées de cause quelconque qui furent les raisons immédiates de ces suppurations.

C'est ainsi évidemment qu'il faut interpréter l'action du froid, de l'humidité, des courants d'air, qui ont agi sur l'état général et préparé le terrain.

Murchison, Roser, Tissier, ont parlé de contagion ? Il faut sans contredit entendre par là que des gens, étant dans des conditions communes mauvaises, au point de vue de l'état général, ont fait presque simultanément des infections graves d'origine buccale.

Nous pensons qu'il en est probablement de même pour l'âge et le sexe. On a remarqué qu'il s'agit ordinairement d'hommes et d'adultes, en tous cas très rarement de vieillards. Il s'agit surtout d'hommes, sans doute parce que l'homme par le fait du surmenage, de la fatigue, du moindre soin accordé à sa personne, offre un terrain plus favorable à l'éclosion et au développement de ces infections : il en est ainsi pour le phlegmon diffus des membres que les Anglais appellent « maladie des docks ». Les malades sont des adultes, en tous cas presque jamais des vieillards. Cela peut s'expliquer par des raisons du même ordre, mais surtout par ce fait que l'âge adulte est l'âge des accidents dentaires : éruption de la dent de sagesse, carie des dents, etc. Ces dernières considérations nous semblent avoir une sérieuse importance. L'évolution de la dent de sagesse sur un terrain surmené et fatigué expliquerait la fréquence de ces accidents dans les hôpitaux militaires ; nombre de cas nous viennent en effet des chirurgiens de l'armée et de la marine, comme l'avait remarqué Roser et comme l'ont dit Delorme, Auffret et Moty.

Voici, pour conclure, quelques chiffres empruntés à la statistique d'Huguet et de Bovis sur des phlegmons du type sublingual. Les dents sont en cause 19 fois, dont 3 fois la dent de sagesse ; il y a angine 7 fois ; une maladie générale 3 fois ; une diathèse ou un état général mauvais 6 fois. Plus de la moitié des cas surviennent de 20 à 30 ans ; un seul cas sur six chez la femme ; sur 50 cas il s'agit 17 fois de militaires. Demouiln signale 6 cas d'angine pour 11 cas de lésions dentaires. Sur les 30 cas que nous citons dans nos observations, les dents sont en cause 18 fois et le pharynx 8 fois ; dans 4 cas, la cause n'est pas indiquée.

CHAPITRE II

Pathogénie.

La nature des cellulites cervicales diffuses a donné lieu à de longs débats. C'est la cellulite sus-hyoïdienne la plus fréquente, la mieux observée pendant longtemps, qui fut l'occasion de ces discussions : elles sont encore trop près de nous pour qu'on les laisse dans l'oubli.

Lorsque Gensoul, Ludwig, Camerer, eurent rapporté les premières observations de ces phlegmons sublinguaux et sous-maxillaires, lorsque, en particulier Ludwig eût affirmé l'existence de ces phlegmons à l'état d'entité morbide définie, quelque auteurs se rangèrent à son avis : Roser, Tissier, Barkers, etc. Delorme, Leterrier, Demoulin, Delbet, ont dans ces dernières années, défendu cette opinion.

Ludwig écrit : « Il y a deux facteurs à considérer, la nature erysipélateuse et l'état nerveux spécial du sujet. Par son facteur erysipèle la maladie favoriserait la disposition à l'inflammation gangréneuse, comme dans le furoncle malin, tandis que par son facteur nerveux elle prédisposerait à l'induration et à la paralysie, comme dans la parotidite maligne ».

Tissier dans le même sens dit encore ; « Sous le nom d'angine de Ludwig ou mieux d'angine sous-maxillaire infectieuse nous entendrons un processus infectieux septique, forcément et toujours identique à lui-même quant à son germe pathogène, secondaire à une lésion primitive vulgaire de la cavité buccale, porte d'entrée de l'agent morbifique, caractérisée par une induration à tendance gangréneuse, à marche envahissante de la région sus-hyoïdienne, par une évolution clinique propre et accompagnée de symptômes généraux graves ».

Delbet pense aussi « qu'on doit attribuer à l'angine de Ludwig une individualité nosologique spéciale ».

Demoulin affirme « que M. Delorme à la Société de Chirurgie a donné la note juste, en considérant l'angine de Ludwig comme une affection bien spéciale ».

Mais d'autres auteurs, interprétant les mêmes observations, n'hésitaient pas, pendant ce temps, à fairer entrer ces cellulites du plancher buccal dans les cadres ordinaires. Dans sa remarquable thèse Bœhler s'exprime ainsi : « L'angine de Ludwig n'est pas une entité morbide spéciale de nature infectieuse, se distinguant par ses caractères cliniques et par ses lésions anatomiques des autres processus inflammatoires de la région du cou. Il s'agit dans tous ces cas de simples phlegmons gangréneux secondaires, dont on peut trouver toujours le foyer d'origine dans la région même. La dénomination d'angine de Ludwig doit être rejetée parce qu'elle implique l'idée d'essentialité ; elle est superflue parce qu'elle a été attribuée à des cas qui rentrent sans peine dans les cadres classiques de la pa hologie ».

Il faut dire que la plupart des chirurgiens modernes partagent cette opinion et c'est en particulier ce qui ressort de la discussion de 1892 à la Société de Chirurgie ; nous en rappellerons les points essentiels.

Nélaton, après avoir discuté l'observation de Linon, conclut qu'il y a au cou comme aux membres des infections de trois sortes ; la septicémie aiguë, le phlegmon diffus gangréneux, le phlegmon circonscrit plus ou moins étendu. Il rejette donc le terme d'angine de Ludwig et il ajoute qu'il faut dire simplement : « phlegmon diffus sus-hyoïdien », « septicémie cervicale aiguë».

Schwartz pense que, grâce à des portes d'entrée buccales et surtout dentaires, la dissémination des germes se fait dans les espaces celluleux et lymphatiques du plancher buccal et sous-maxillaire, d'où résultent des manifestations phlegmoneuses. « Il n'y a pas, dit-il, d'angine de Ludwig ; il semble que les faits rapportés visent une affection inflammatoire infectieuse diffuse du fer à cheval de la mâchoire inférieure ».

Dans le même sens Reynier dit : Ces phlegmons sont des lymphangites gangréneuses arrivant au sphacèle par la septicité de l'affection ou par le mauvais terrain sur lequel elles se développent. Nous retrouvons là la physiologie pathologique de tous les phlegmons diffus de toutes les autres parties du corps. Ce n'est donc pas une entité morbide ».

G. Marchand, Bazy, Reclus parlent dans le même sens et Reclus déclare qu'il fallait se débarrasser « de ce fantôme de l'angine de Ludwig ». Ces divers auteurs, ainsi que Quénu, montrent qu'il existe un lien qui relie « les états septiques si variés de la région cervicale » et qu'il est quelquefois difficile de classer un cas donné.

Il n'existe pas en effet que des cellulites sus-hyoïdiennes, nous en parlerons aux formes anatomo-cliniques. Cependant toutes ces cellulites sont identiques à la localisation près. Encore cet élément d'appréciation est-il d'ordre secondaire, puisque ce sont essentiellement des cellulites diffuses : la cellulite sus-hyoïdienne et sterno-mastoïdienne de Jounge et Gray-Croly, la cellulite pharyngée et péripharyngée de Sestier, Broca, Senator, Merklen sont toutes des cellulites cervicales diffuses, des phlegmons diffus septiques du cou, et ces phlegmasies septicémiques peuvent entrer dans un même chapitre de pathologie.

Etudions donc, après ces considérations d'ordre général, quels sont les éléments septiques divers qui provoquent ces phlegmons et ensuite de quelle façon ils se comportent pour produire ces grandes lympho-septicémies cervicales.

Des microbes pathogènes sont les agents immédiats des phlegmons graves du cou.

Quelles sont les espèces qui sont plus souvent rencontrées ?

Kœnig pense qu'il s'agit des microbes ordinaires de l'inflammation. Tissier, qui cite cette opinion, ajoute « qu'il est difficile d'admettre que les mêmes microbes puissent produire ici l'inflammation ordinaire, là le phlegmon ou l'adénite suppurée, ailleurs le phlegmon gangréneux ». C'était l'époque où la bactériologie était encore jeune, où régnaient les idées de spécificité microbienne, où on discutait sur le streptocoque de l'érysipèle et le streptocoque pyogène.

Ces idées de spécificité microbienne entraînaient avec elles les idées de spécificité nosologique et nous avons vu que Tissier, dans sa définition du syndrôme de Ludwig, faisait entrer le « microbe » causal, toujours identique à lui-même et qu'il ne connaissait du reste pas.

Böllinger, Harr, Israël, Esmark, Ponfick, dont les travaux sont antérieurs à celui de Tissier, attribuent les lésions à l'actinomycose pénétrant par une porte d'entrée quelconque dans l'intimité des tissus.

Verneuil et Clado trouvent dans des phlegmons d'origine buccale des spirilles.

Dans un cas de Delorme, Maubrac trouve le staphylocoque. Nous voyons que, dans un cas de Duplay, cité par Bazy, il y avait aussi du staphylocoque. De même, dans le cas d'Heddaeu, Ombredanne l'a vu associé au streptocoque.

Leterrier et Delorme rapportent un cas à streptocoques, Macaigne et Leterrier un autre cas à streptocoques. Chantemesse et Widal ont trouvé du streptocoque encore, ainsi que Manquat, Brousses et Brault. Lyons et Tédenat l'ont trouvé deux fois. Morestin, Robertson, Sauvineau et Boulloche l'ont rencontré aussi. Il est très fréquent.

Vanverts et Macaigne ont rencontré ce pneumocoque qui paraît être exceptionnel.

Lockwood a, dans un cas rapporté par Egbert Robertson, constaté la présence d'un microbe anaérobie, le bacille de l'œdème malin ; et il en a conclu que dans ces cas le streptocoque et le staphylocoque, qui sont les agents ordinaires, sont associés au bacille de la gangrène gazeuse. Marchant et Veillon ont trouvé aussi un anaérobie.

Depuis, les recherches de Pasteur sur le vibrion septique,

mais surtout dans ces dernières années, on s'est beaucoup occupé des anaérobies. Le vibrion septique est, ainsi que l'ont démontré Chauveau et Arloing, le germe de la septicémie gangréneuse devenue aujourd'hui si rare. Mais d'autres anaérobies ont été trouvés dans les processus gangréneux, en particulier dans les otites, dans les angines, dans les pleurésies, dans les phlegmons à type putride. Il faut penser qu'ils existent dans ces cellulites septiques graves du cou, ou du moins dans certaines formes nécrotiques et fétides.

Le plus souvent il s'agit — comme dans tous ces phlegmons diffus — de microbes associés avec prédominance fréquente du streptocoque, mais certainement il n'y a pas d'agent spécifique. En 1896, à la Société Médicale des Hôpitaux, Besançon et Widal ont montré que le streptocoque de la bouche devient virulent quand on l'inocule, associé à un saprophyte.

Dans certaines formes que l'on pourrait dire hyperseptiques, il n'y a que peu ou pas de foyers microbiens locaux ; mais les cultures de pulpe de divers organes peuvent dans ce cas être fertiles ce qui démontre l'état septicémique ; quelquefois ces cultures elles-mêmes sont stériles et l'on doit penser à une toxhémie.

Etant donnés ces agents septiques, il reste à savoir comment ils agissent pour provoquer dans le tissu cellulaire cervical les phlegmasies à marche rapide.

C'est par le mécanisme ordinaire de toutes ces infections lympho-phlegmoneuses que ces phlegmons septiques se réalisent. Il y a de la simple lymphangite et du simple abcès circonscrit, jusqu'au phlegmon diffus nécrotique, une gamme de progression continue et ascendante de gravité : le processus inflammatoire pouvant en suivre régulièrement ou non toutes les étapes.

Par les lymphatiques de la bouche et du pharynx les germes sont portés à travers les espaces celluleux jusqu'aux ganglions du cou : lymphangite et adénite des infections ordinaires de virulence moyenne sur un bon terrain. Si la virulence du microbe est exaltée, si le terrain fait mal sa défense, il y a, d'emblée ou secondairement, non seulement lymphangite et adénite, mais périlymphangite et péri-adénite ; il y a cellulite cervicale. Dans certains cas à évolution rapide, le stade de lymphangite et d'adénite n'existe pour ainsi dire pas et il y a d'emblée lympho-cellulite diffuse foudroyante, sans réaction sensible du système lymphatique, traduisant la défense de l'organisme débordé par l'intensité de ces péri-lymphites diffuses septiques, où ces phénomènes locaux disparaissent devant la septicémie et la toxhémie générales. C'est alors qu'on ne trouve pas de collections suppurées, car un organisme qui suppure est un organisme qui se défend. On peut dans ces cas n'avoir que peu ou pas de phénomènes locaux ; plus souvent c'est la nécrobiose en masse des éléments anatomiques d'une région, mais dominée — on ne saurait assez le dire — par l'infection générale de l'organisme.

C'est ce qu'exprime fort bien Tissier quand il écrit : « Nous avons vu souvent les ganglions lymphatiques peu atteints relativement, ce qui distingue l'angine sous-maxillaire infectieuse de l'adéno-phlegmon vulgaire du cou. » Mais il n'y a là qu'une différence de degré et non une différence de nature.

Il n'est pas inutile de remarquer, à ce propos, combien paraissent vaines les longues discussions anciennes sur la question de savoir si l' « angine de Ludwig » était bien un adéno-phlegmon. Von Thaden,Gillette et Tillaux,puis Tissier constatent l'adéno-phlegmon; Roser déclare qu'il s'agit d'une inflammation de la glande sous-maxillaire ; beaucoup affirment qu'il s'agit d'une gangrène *totius substantiæ* Parmi ceux-là même qui affirment l'individualité nosologique, l'entente sur la physiologie pathologique, sur le mécanisme de cette infection n'existe donc pas : Delbet y voit une localisation sublinguale et en fait donc une cellulite, Demoulin avec Tissier la considère comme un bubon sous-maxillaire. Combien l'entente est facile entre ces diverses théories, quand on considère dans sa simplicité le processus que nous décrivions tout à l'heure : il répond à tous les cas, admet toutes les possibilités et accorde des opinions qui n'étaient donc pas aussi différentes qu'on aurait pu le croire.

Cette idée synthétique est celle qui doit se dégager de ce que nous venons de dire sur la nature, sur la cause efficiente et sur le mécanisme des septicémies lympho-phlegmoneuses du cou.

CHAPITRE III

Anatomie pathologique

Il faut maintenant déterminer les divers sièges qu'affectent les cellulites du cou, autant du moins qu'on peut le faire pour des phlegmons diffus qui par essence n'ont pas de limites précises et bien définies. Cependant, on peut dégager quelques types anatomo-cliniques, en schématisant les observations les plus caractéristiques à cet égard. C'est à ce point de vue que nous avons désiré nous placer, dans le choix des faits cliniques que nous avons retenus, de façon à prèsenter les formes anatomiques les plus importantes. Tous les auteurs sont unanimes à constater combien il est difficile de classer d'une façon satisfaisante, même les phlegmons circonscrits du cou ; à plus forte raison ne peut-on donner des phlegmons diffus que des types et non une classification vigoureuse qui est impossible.

Les espaces celluleux du cou peuvent être rangés d'une façon globale en trois groupes :

1° Les espaces celluleux sus-hyoïdiens ; 2° les espaces celluleux sous-hyoïdien ou espaces celluleux sous sterno-mastoïdiens, péri-vasculaires ; 3° les espaces celluleux juxtapharyngés, péri-viscéraux. On voit immédiatement que cette division à laquelle correspond une identique division des phlegmons n'a aucune espèce de rigueur anatomique, c'est une classification commode pour le but que nous poursuivons et qui nous est du reste imposée par les diverses formes anatomo-cliniques décrites par les auteurs classiques.

1° Les espaces lympho-celluleux sus-hyoïdiens sont les espaces sous-maxillaires ou encore les espaces du plancher buccal. Ils comprennent ce que, en anatomie topographique, on appelle *a* = la région sublinguale, département médian impair sous-jacent au mylo-hyoïdien, et *b* = la région sous-maxillaire, département latéral pair sus-jacent au mylo-hyoïdien ; ces deux régions communiquant largement au niveau du bord postérieur du mylo-hyoïdien le long du canal de Warthon et des vaisseaux. Les cellulites sus-hyoïdiennes pourront donc reconnaître plusieurs variétés suivant leur localisation et leur extension : cellulites sublinguales, cellulites sous-maxillaires, cellulites sublinguales et sous-maxillaires, cellulites totales du plancher buccal. Les lympho-phlegmons sus-hyoïdiens sont — nous l'avons dit — les plus fréquents ; la propagation de l'infection à ces régions est facile à comprendre et c'est sur ces faits qu'ont discuté les auteurs qui ont parlé de l' « angine de Ludwig ». Nous ne reviendrions pas sur ces discussions, si cette question du siège n'avait pas quelque importance.

Presque tous les auteurs anciens parlent de la région sous-maxillaire ; Tissier dit expressément que ce qu'il décrit, c'est l' « angine sous-maxillaire infectieuse ». Delorme et Leterrier localisent le syndrôme de Ludwig à la région sublinguale ; en 1892, à la Société de Chirurgie, Reynier et Schwartz avaient du reste bien insisté sur cette localisation. Lyons et Tédenat disent plus justement : région sublinguale et sous-maxillaire, englobant ainsi tout le plancher buccal. En réalité, il est rarement donné d'observer à titre isolé la cellulite sous-maxillaire ; ce que les auteurs récents ont voulu sans doute indiquer, c'est que dans les cas de cellulite sous-maxillaire, il y a toujours cellulite sublinguale, celle-ci pouvant se présenter quelquefois isolément.

Les cellulites sublinguales sont rares, pour la simple raison qu'on voit mal un phlegmon diffus restant localisé à ce petit département, alors que à droite et à gauche un hiatus celluleux large s'ouvre vers les régions sous-maxillaires. C'est pour cela qu'un bon nombre de faits de phlegmons diffus sublinguaux sont de simples phlegmons circonscrits, de vulgaires abcès sublinguaux ; dans les observations de Cocar par exemple, un bon nombre relatent des cas d'abcès sous-linguaux et ne ressemblent en rien à la septicémie grave, au phlegmon infectieux en question. Il est facile, en dressant le tableau des observations publiées, de voir que la plupart des faits relevés par les auteurs qui affirment la localisation sublinguale, sont des cas bénins terminés par la guérison. Ces auteurs semblent donc avoir eu tendance à rapporter des cas simples, bénins, en tout cas peu graves : des phlegmons circonscrits en somme. On ne peut comparer les observations de Delorme et de Cocar, par exemple, aux observations de Bœhler : la concordance n'est pas absolue. Il est difficile de faire le départ entre les faits, mais en principe, c'est aux cas très graves, aux phlegmons diffus qu'il faut réserver une place à part, pour les grouper, avec tous les autres phlegmons diffus septicémiques du cou. Or, comme le dit Morestin, comme le dit Sebileau, ce que l'on observe dans ces cas comme phlegmon sus-hyoïdien, c'est le phlegmon diffus total sublingual et sous-maxillaire uni ou bilatéral.

Voilà pourquoi, après avoir rejeté toutes les dénominations impropres, il faut encore élargir ou mieux assouplir les cadres et bien rester conforme à la stricte vérité anatomique et clinique, en faisant des phlegmons diffus sus-hyoïdiens, la cellulite lympho-phlegmoneuse septique du plancher buccal, au sens large du mot.

2° Les espaces lympho-celluleux sous-hyoïdiens sont les vastes nappes périvasculaires qui, de la base du crâne au thorax, siègent sous le sterno-mastoïdien. Ces espaces occupent ce que, en anatomie topographique, on nomme : *a* la région parotidienne et au-dessous, *b* la région carotidienne, qui lui fait suite sans interruption. Nous parlerons tout à l'heure de la région sous-hyoïdienne médiane. Les cellulites sous-hyoïdiennes, qui rentrent dans les phlegmasies du cou proprement dit — on ne voit pas bien pourquoi la région sus-hyoïdienne qui anatomiquement appartient au cou, lui serait enlevée par la pathologie ? — peuvent donc revêtir plusieurs formes : cellulite parotidienne, cellulite carotidienne, cellulite totale sterno-mastoïdienne.

Certains auteurs, distinguant le plan celluleux sus-jacent à l'aponévrose moyenne du plan celluleux sous-jacent, reconnaissent dans les régions intéressées : le phlegmon diffus superficiel, encore appelé phlegmon large, et le phlegmon diffus profond ; mais ce ne sont là que des sous-variétés. De même que la pancellulite cervicale sus hyoïdienne, la pancellulite cervicale sous-hyoïdienne est la plus fréquente.

Bien plus, dans les infections à point de départ buccal, ce qu'il est fréquent de voir, c'est la cellulite double à la fois sus et sous-hyoïdienne unie ou bilatérale, avec prédominance des phénomènes sur la région sublinguale, sur la région sous-maxillaire, sur la région parotidienne, sur la région carotidienne ou sur plusieurs de ces régions en même temps.

3° Enfin les espaces celluleux et lymphatiques periviscéraux, sont profondément situés autour de l'arbre aéro-digestif, formé essentiellement par le pharynx auquel s'adjoint très accessoirement l'œsophage qui se prolonge en bas et l'arbre laryngo-trachéal qui lui est appendu en avant.

C'est une seule gaîne, un seul espace celluleux qui englobe ces viscères, lesquels se meuvent du reste dans cette atmosphère qui les environne. Ceci explique pourquoi tout à l'heure, nous n'avons pas eu à parler des phlegmasies sous-hyoïdiennes médianes : elles sont trachéo-œsophagiennes et rentrent dans le chapitre des phlegmons juxta-pharyngés. Or, les espaces juxta-pharyngés comprennent topographiquement : *a*) la région prépharyngée ; *b*) la région paire latéro-pharyngée ; *c*) la région rétro-pharyngée. Les cellulites juxta-pharyngées vont donc affecter plusieurs types : cellulite prépharyngée, cellulite latéropharyngée, cellulite rétropharyngée, cellulite péripharyngée totale. Il faut remarquer que la cellulite prépharynhée ne saurait exister qu'au niveau du tiers inférieur du pharynx, dans la zone où le larynx s'ouvre dans la cavité pharyngée ; les cellulites prépharyngées vont donc être des cellulites pharyngo-laryngées. Deux variétés ont pu y être distinguées au point de vue de la localisation anatomique : la cellulite sous-muqueuse et la cellulite profonde thyro-glosso-hyoïdienne.

La première est de beaucoup la plus fréquente, et on ne saurait parler de la seconde — surtout en matière de phlegmon diffus — que comme d'une curiosité anatomo-clinique dont on ne peut vraiment pas s'embarrasser. Les phlegmons juxta-pharyngés sont rares, ils peuvent être isolés ou liés à une des autres variétés de phlegmons du cou ; leur situation dans la gaîne celluleuse viscérale les conduit souvent jusque dans les espaces celluleux du médiastin.

Nous avons présenté les exemples les plus caractéristiques que nous avons pu rencontrer de ces diverses variétés de phlegmons et nous avons groupé nos observations par catégories. Nous ne saurions assez répéter que ces divisions contiennent une large part de schéma.

Ceci dit sur le siège des cellulites cervicales lympho-septiques, il ne nous reste que bien peu de chose à dire des lésions macroscopiques et histologiques ; ces lésions sont superposables à celles de tous les phlegmons diffus, avec les quelques caractères un peu particuliers que ces phlegmasies empruntent aux caractères mêmes de la région intéressée. Les observations présentent de nombreuses et instructives autopsies ainsi que des comptes rendus opératoires, qui signalent les lésions rencontrées dans les diverses formes de ces céllulites du cou et à diverses périodes de leur évolution : nous croyons superflu de les reproduire.

Le rapport des lésions causales et de la localisation ne peut être précisé. Cependant, on peut remarquer que les lésions buccales provoquent surtout des phlegmons sus-hyoïdiens ; les phlegmons sous-hyoïdiens proviennent, soit de lésions buccales, soit de lésions de l'isthme du gosier ; les phlegmons juxtapharyngés proviennent, soit de lésions du bucco-pharynx, soit de lésions de l'isthme.

Les lésions locales se présentent, comme toujours dans le phlegmon diffus, sous trois aspects qui correspondent à des étapes successives de l'inflammation septique, qui peut du reste s'arrêter en chemin à un moment quelconque. Il y a d'abord une période d'inflammation, puis une période de suppuration avec sphacèle, enfin une période de nécrobiose totale : la virulence des agents septiques, la réaction du terrain commandent à l'évolution anatomique comme à l'évolution clinique. Celles-ci ne sont pas du reste parallèles et tel malade meurt rapidement de septicémie et de toxhémie avec un minimum de phénomènes locaux, tandis que tel autre fait des accidents locaux graves et étendus, mais résiste à cette infection et en fait les frais.

Les lésions de voisinage et à distance sont variables dans le même sens et nous nous réservons d'en parler à propos des complications quand nous feronsl 'étude clinique.

CHAPITRE VI

Symptômes.

A la localisation anatomique près, la plupart des lympho-septicémies cervicales ont des caractères identiques au point de vue de leur évolution. Pour donner à notre description une physionomie plus concrète, prenons un type, par exemple le cas fréquent des phlegmons diffus sus-hyoïdiens, ou cellulites du plancher de la bouche.

Sans cause apparente, d'autres fois à la suite de douleurs dentaires ou bien au cours d'une légère angine, apparaît un malaise avec frissons et légère fièvre ; ce malaise s'accompagne de fatigue, de courbature, de céphalée, d'anorexie, d'insomnie avec agitation nocturne. Ces phénomènes, au bout de vingt quatre ou quarante-huit heures, s'accentuent et en même temps apparaissent quelques signes locaux physiques et fonctionnels. Une tuméfaction sous-maxillaire et sublinguale uni ou bilatérale se manifeste. Cette tuméfaction indolore devient rapidement douloureuse, spontanément et à l'occasion des mouvements provoqués; la déglutition en particulier devient pénible et difficile, la langue perd sa mobilité, il y a du trismus et quelquefois d'emblée de la gêne respiratoire et des modifications de la voix qui devient nasonnée.

Vers le troisième ou le quatrième jour, en moyenne, le tableau clinique se charge et la maladie atteint sa période d'état.

Les caractères objectifs ont pris une importance considérable. La tuméfaction s'est augmentée; désormais elle forme une énorme saillie sous-maxillaire uni ou bilatérale empiétant souvent sur les régions voisines, le sillon cervico-facial a disparu et l'asymétrie du masque, son allongement, donnent au malade un aspect « à la fois misérable et grotesque ». Cependant la peau n'est pas modifiée ou est seulement légèrement rosée. Le facies est anxieux, la bouche légèrement entr'ouverte, la salivation abondante, l'haleine fétide.

Le malade peut difficilement écarter les mâchoires car il y a un trismus intense ; en l'y aidant un peu, on peut apercevoir un bourrelet sublingual qui repousse en arrière et en haut la langue et l'écarte du fer à cheval mandibulaire pour la rejeter vers le voile du palais. La langue est quelquefois augmentée de volume.

La muqueuse qui recouvre la tuméfaction sublinguale est rouge violacée. L'examen de la cavité buccale permet quelquefois de constater en outre la lésion causale qui servit de porte d'entrée à l'infection : la dent malade, ou bien l'angine à un moment quelconque de son évolution. Si on palpe la tuméfaction sous-maxillaire, on est frappé par sa dureté presque uniforme et en tout cas par l'absence de tout point fluctuant. Cette tuméfaction d'une dureté » ligneuse », « pierreuse », « squirrheuse », « véritable cuirasse d'acier », est peu douloureuse à la pression en masse ; il existe cependant dans bien des cas des points plus douloureux.

Le bourrelet sublingual, palpé par un doigt introduit doucement dans la bouche, présente la même dureté tout-à-fait remarquable; on peut voir que cette gangue œdémateuse, fait corps en quelque sorte avec la mandibule qui semble enchâssée dans sa masse.

Les phénomènes subjectifs sont quelquefois très-intenses. La douleur est modérée, mais peut-être fort vive. La déglutition est presque impossible; le trismus, l'état de la bouche s'y ajoutant, rend l'alimentation, même par les liquides, très difficile. La respiration est gênée, il y a du tirage, du cornage quelquefois, un état asphyxique presque permanent qui rend tout repos impossible. Par moments des crises d'anxiété respiratoire se produisent, il y a de l'anhélation, de la cyanose de la face et quelquefois de véritables crises convulsives accompagnées d'une toux rauque. La voix est sourde, la parole inintelligible, nasonnée. Ces phénomènes tiennent aux compressions profondes exercées par la tuméfactiôn sur le pharynx, le larynx, la trachée, le paquet vasculo-nerveux quelquefois.

Pendant ce temps, la fièvre oscille vers 39° et 40°, mais peut-être modérée; il y a des frissons violents suivis de crises sudorales. Le pouls est fréquent, petit. Les urines rares, rouges et chargées de dépôts sont quelquefois très albumineuses. Le facies anxieux, les yeux saillants et brillants, le teint plombé et terreux, le nez effilé, les conjonctives pâles et subictériques, la tête raide, immobilisée et comme soudée au tronc par la tuméfaction cervicale, le malade est plongé dans une sorte de subdélire. D'autres fois il garde au contraire sa lucidité mais est extrêmement agité, présentant même des moments d'excitation, suivis de périodes d'anéantissement et d'accablement extrêmes.

Ce tableau clinique se maintient pendant trois jours en moyenne, puis vers la fin du septenaire, la maladie évolue vers la guérison ou au contraire poursuit son cours. C'est ordinairement dans ce dernier sens que marchent les graves septicémies, surtout quand elles sont abandonnées à elles-mêmes et quelquefois aussi, malgré tous les efforts tentés.

A l'extérieur, dans la région sous-maxillaire, à l'intérieur, au niveau du bourrelet sublingual, on voit alors par places, des taches violacées, brunes, mortifiées, qui se ramollissent. Elles laissent écouler une sanie purulente grisâtre ou noirâtre, horriblement fétide, chargée de détritus et de débris sphacélés qui s'éliminent par la bouche avec la salive ou à l'extérieur au niveau de fistules sous-maxillaires.

On peut voir quelquefois aussi, brusquement, les phénomènes locaux doubler en quelques heures : l'œdème se parsème de marbrures, de phlyctènes, la peau devient rouge, il y a de la fluctuation, de la crépitation gazeuse quelquefois ; puis des masses gangrénées s'éliminent, et il reste une vaste surface fongueuse et suintante. Le plus souvent l'intensite des phénomènes généraux, ne permet pas au malade d'en arriver à ce point ; l'état typhoïde que nous avons décrit empire, les phénomènes de septicémie générale dominent les phénomènes locaux : l'abattement est extrême, il y a un véritable état d'hypoglobulie suraiguë qui se traduit par le facies pâle et plombé, les émonctoires ne snffisent plus à éliminer les toxines, et il y a des sueurs profuses, de la diarrhée ; par la bouche entr'ouverte où la salivation s'est tarie, on aperçoit la langue blanche, sèche, fuligineuse. L'état nerveux traduit l'accablement des fonctions bulbaires ; l'adynamie est profonde, coupée par des crises d'excitation délirantes, avec hallucinations, carphologie, soubresauts des tendons, ou bien interrompue par des convulsions asphyxiques. La mort ne tarde pas à survenir.

Dans ces cellulites virulentes, la mort survient — au bout d'un temps fort variable, mais toujours rapidement — par des mécanismes divers, mais elle est la terminaison presque fatale. Elle se fait par septicémie, par un véritable empoisonnement septique de l'organisme à marche rapide. Elle se fait quelquefois par asphyxie, plus rarement par syncope. Elle peut enfin survenir du fait d'une complication intercurrente.

Très nombreuses sont les complications qui peuvent survenir au cours de ces phlegmasies, comme au cours de toutes les phlegmasies du cou.

C'est d'abord la diffusion aux régions voisines. Ces cellulites sont essentiellement des phlegmons non circonscrits, ils fusent dans les espaces cellulo-lymphatiques voisins avec la plus grande facilité. Ils peuvent même gagner le médiastin : Malassez et Championnière en ont cité des cas et parmi nos observations on pourra voir quatre fois des phlegmons cervicaux se propager au médiastin.

La propagation de l'infection aux voies aériennes provoquera de l'œdème de la glotte, par laryngite œdémateuse phlegmoneuse, des ulcérations laryngo-trachéales, et enfin l'issue de pus et de débris sphacélés dans les voies aériennes. Les congestions pulmonaires, les broncho-pneumonies aiguës, du type de la « schlück pneumonie » des Allemands ou pneumonie de déglutition, ne sont pas des exceptions ; il pourra s'ensuivre des gangrènes pulmonaires, des pleurésies purulentes.

La propagation aux voies digestives et leur compression détermineront des ulcérations, des fistulisations du phlegmon dans les voies digestives.

L'infection et la compression des artères du cou, provoquent des phénomènes très fréquents, sur lesquels de nombreux auteurs ont attiré l'attention et que les classiques étudient avec détails : compressions ou ulcérations vasculaires.

La propagation aux veines du cou et aux veines du crâne surtout, peuvent être l'origine de septicémies phlébitiques graves, par phlébite des veines de la dure-mère en particulier.

Il pourra aussi y avoir des troubles du côté des nerfs du cou, du côté du pneumogastrique, du côté du plexus cervical et brachial en particulier.

Enfin on pourra reconnaître des lésions à distance, résultat de la septico-pyohémie.

Le pronostic des septicémies cervicales est donc fort grave. Sans doute des guérisons sont possibles par un traitement très précoce ou même, dit-on, spontanément. Mais il faut répéter, encore une fois, au sujet du pronostic, que nous ne pouvons guère faire état des diverses statistiques. En effet, dans toutes, à côté de cas graves où il s'agit bien évidemment de phlegmasies diffuses septicémiques, il y a des cas de phlegmons moins graves et même des cas de phlegmons circonscrits bénins. En principe, il ne s'agit ici que des septicémies cervicales graves, des cellulites virulentes ; le pronostic en est presque fatalement mauvais, puisque en somme c'est à leur gravité qu'on les distingue.

Nous avons pris pour type jusqu'ici, une ordinaire cellulite sus-hyoïdienne diffuse pour pouvoir dresser notre tableau symptomatique. Mais nous devons compléter cette étude clinique par quelques considérations sur les diverses formes que pourra revêtir un phlegmon diffus sus-hyoïdien à côté de ce type moyen maintenant connu.

Il est d'usage, à cet égard, de grouper les formes cliniques sous divers chefs : l'intensité des phénomènes généraux, la rapidité de l'évolution, la nature et l'intensité des réactions locales.

D'après l'intensité des phénomènes généraux, on pourra distinguer : une forme septicémique, une forme pyohémique, enfin la forme moyenne mixte septico-pyohémique. La forme septicémique est la plus fréquente : les phénomènes locaux sont réduits au minimum, la suppuration du phlegmon ne se fait pas. Or, il faut se méfier des phlegmasies qui ne suppurent pas ; alors en effet l'organisme est en quelque sorte débordé par une toxhémie suraiguë, il reste sans défense, les phénomènes généraux dominent la scène, la mort survient avec l'appareil des processus toxiques. La forme pyohémique se traduit par les manifestations ordinaires des infections purulentes avec phénomènes locaux intenses, fièvre à oscillations, suppurations viscérales, et mort dans la cachexie.

D'après la rapidité de l'évolution, il sera possible de dis

tinguer : une forme à marche suraiguë, qui en trois ou quatre jours conduit le malade aux états les plus graves, une forme lente qui tend à se rapprocher des phlegmasies chroniques cachectisantes, enfin une forme moyenne à marche aiguë qu correspond au type que nous avons décrit plus haut.

Considérant la nature des réactions locales dans les cellulites sus-hyoïdiennes diffuses septiques, on pourra, à ce nouveau point de vue, isoler une forme phlegmoneuse simple, une forme purulente, une forme gangréneuse, — qui peut elle-même présenter le type de la gangrène ordinaire ou le type de la gangrène gazeuse, — enfin une forme moyenne mixte. Ces diverses formes correspondent en fait, aux divers stades que peut présenter l'évolution anatomique complète du phlegmon diffus. Il n'est peut-être pas inutile de remarquer que ces phlegmons n'arrivent pas tous au stade de gangrène et que, par conséquent, comme Desmoulins l'a bien dit, on ne peut pas les appeler d'une façon globale des phlegmons gangréneux.

Nous ne multiplierons pas davantage le morcellement de ces formes cliniqus, mais nous avons voulu les grouper de façon à bien comprendre toute la signification des observations si nombreuses que l'on rencontre et où, suivant le point de vue auquel l'observateur s''est placé, on trouve une quantité d'appellations différentes qui chacune ont leur valeur.

Tel est le phlegmon diffus sus-hyoïdien total, la cellulite du plancher buccal. Nous avons dit ailleurs qu'à côté de ce type, que nous croyons être le plus fréquent, il existe d'autres types anatomo-cliniques de ces phlegmons sus-hyoïdiens. Nous avons nommé la cellulite sublinguale, la cellulite sous-maxillaire se présentant à l'état isolé. Ces cas sont rares précisément en raison de la nature diffuse de ces phlegmons d'une part et d'autre part des communications larges qui existent entre les régions sublinguale et sous-maxillaire, sous-maxillaire et sterno-mastoïdienne.

Dans ces observations, nous avons retenu trois cas de phlegmon sublingual, mais nous n'avons pas trouvé de cas bien net de cellulite sous-maxillaire isolée sans phlegmon sublingual et quelquefois sterno-mastoïdien. C'est sans doute ce qu'ont voulu marquer les auteurs qui ont bien montré l'importance de la localisation sublinguale. Nous avons 11 cas de cellulite totale du plancher buccal. Dans quatres autre cas il y avait à la fois cellulite sus-hyoïdienne et cellulite carotidienne et dans deux cas cellulite sus-hyoïdienne et cellulite parotidienne. Une observation relate le fait d'un phlegmon sus-hyoïdien carotidien et médiastinal ; une autre rapporte un phlegmon sus-hyoïdien carotidien et pharyngien. Ces divers faits cliniques montreront par conséquent la fréquence énorme du phlegmon sus-hyoïdien, isolé ou associé à d'autres localisations phlegmoneuses dans le cou. Ces septicémies cervicales méritent certes bien leur nom de phlegmons diffus : on voit par ces exemples la difficulté où l'on est de les classer, l'intérêt qu'il y a de les grouper dans une même description.

Telle est l'histoire de la cellulite septique sus-hyoïdienne, du phlegmon diffus du plancher buccal. Nous avons dit ailleurs les autres localisations anatomiques ; nous ne ferons que les rappeler très rapidement.

Ces cellulites ne sont pas en effet essentiellement différentes entre elles : elles ont les mêmes symptômes généraux, la même évolution grave, la même tendance à la diffusion, la même variabilité dans leurs déterminations anatomiques ; l'irrégularité même de leur topographie est encore un de leurs caractères essentiels. Seuls les phénomènes locaux objectifs et subjectifs sont différents avec chaque localisation ; mais on ne saurait trop répéter que les différences assez peu considérables qu'ils présentent ne sont que des phénomènes de second plan.

Les cellulites sous-hyoïdiennes, sterno-mastoïdiennes, ou cellulites cervicales proprement dites, sont en principe carotidiennes, parotidiennes ou totales. En fait on voit toujours en même temps que ces cellulites, exister des lésions sus-hyoïdiennes et cela en raison de la continuité absolue, au niveau de l'angle de la mâchoire, des trois régions : sous-maxillaire, parotidienne, carotidienne. Et, comme à son autre pôle, la région sous-maxillaire est continue avec la région sublinguale, tous les espaces celluleux sont souvent pris en même temps, à des degrés divers, par les phénomènes inflammatoires, le centre étant l'angle de la mâchoire : c'est la vraie cellulite cervicale diffuse. Ceci ressortira de l'examen des observations. Il fallait néanmoins citer ces diverses formes, le hasard pouvant les présenter isolées ou diversement combinées entre elles.

Il en va autrement des phlegmons profonds du cou périviscéraux. Sans doute ils peuvent être associés à des phlegmons sus-hyoïdiens ou sterno-mastoïdiens, mais le fait est assez rare ; il se produit surtout pour des phlegmons latéro-pharyngés qui se confondent dans une certaine mesure avec les phlegmons de la région parotidienne, mais sont en réalité plus profonds, intéressant directement la paroi latérale du pharynx. Ordinairement, les phlegmons pharyngés ont leur autonomie. Nous citons sept cas de phlegmons du pharynx, dont un cas pour chaque variété : glosso, thyro, épiglottique et prépharynge ou pharyngo-laryngé.

Il y a trois cas de phlegmons latéro-pharyngés, un cas de phlegmon rétro-pharyngé ; enfin un cas de phlegmon péri-pharyngé total. La tendance de ces phlegmons aux propagations de voisinage n'en existe pas moins, mais en raison de la dispositior des gaînes périviscérales, la diffusion se fait surtout vers le médiastin ; dans trois observations cette propagation est notée.

La conclusion qui ressort de tout ceci, au point de vue de la localisation clinique de ces phlegmons diffus, c'est qu'on observe au cou trois types fréquents : 1° le type de la cellulite sus-hyoïdienne ou du plancher buccal ; 2° le type de la cellulite cervicale proprement dite avec phénomènes sus et sous-hyoïdiens dont le centre est la région angulo-maxillaire ; enfin 3° le type de la cellulite juxta-pharyngée avec propagation vers le médiastin.

CHAPITRE V

Diagnostic

Il n'y a du phlegmon circonscrit au phlegmon diffus qu'une différence de degré et non une différence de nature. Quelquefois même le « phlegmon circonscrit » peut devenir un « phlegmon diffus » septique. Remarquons qu'un phlegmon circonscrit peut se diffuser tout en restant circonscrit, le « phlegmon diflusé » ne signifiant pas phlegmon circonscrit devenu diffus.

Or comment apprécier qu'un lympho-phlegmon, un adéno-phlegmon avec péri-lymphite et périadénite intense, devient un phlegmon diffus ? Sans doute, il est facile de répondre qu'on reconnaîtra les cellulites diffuses à leurs traits caractéristiques ; tendance à l'extension, dureté extraordinaire sans fluctuation, gravité de l'état général, variabilité des localisations, irrégularité topographique, ect. Mais il existe des phlegmons circonscrits à allure grave qui touchent de très près à ces cellulites et on peut dire que, dans certains cas, on sera très embarassé pour mettre une étiquette sur un cas donné. Il y a une telle variété de formes anatomiques et cliniques dans les états inflammatoires du cou, qu'il ne faudra pas chercher une trop grande rigueur dans les classifications. Il est certain que les cellulites lympho-phlegmoneuses diffuses du cou à allures septicémiques ont droit à être isolées et que, dans bien des cas, on n'aura pas à hésiter à faire rentrer tel ou tel fait dans ce cadre.

Nous n'insisterons donc pas plus longuement pour différencier les cellulites du cou des phlegmons bénins ; encore une fois toutes ces inflammations lympho-celluleuses se touchent et se suivent en chaîne continue, depuis la lymphangite simple jusqu'à la cellulite diffuse nécrotique septicémique.

Pour différencier les inflammations celluleuses des inflammations osseuses diverses : ostéo-périostites maxillaires, ostéo-arthrites, alvéolo-dentaires, ostéomyélites diffuses, on n'aura quelques difficultés que dans les cas graves d'emblée. Encore alors aura-t-on souvent, secondairement aux lésions osseuses causales, des lésions celluleuses de voisinage ayant tous les caractères des véritables phlegmons que nous venons de décrire et qui seront même quelquefois de véritables phlegmons diffus. La lésion osseuse primitive, ou secondaire elle-même à une lésion dentaire par exemple, aura joué le rôle de cause vis-à-vis de la cellulite cervicale. Alors ce sera seulement la nécessité d'un double diagnostic qui l'imposera : diagnostic d'ostéite, diagnostic de cellulite secondaire.

Il y a cependant des ostéomyélites aignës des maxillaires à allures septiques graves ; l'examen de l'os, la localisation exacte de la tuméfaction et de la douleur, l'évolution de la maladie donneront les éléments d'un diagnostic.

Les lésions graves des muqueuses buccale et pharyngée peuvent produire des états septiques redoutables accompagnés de réactions plus ou moins violentes du côté du système lymphatique du cou. C'est ainsi que certaines angines graves, au cours des grandes infections par exemple, pourront faire croire à quelque localisation profonde sans grands phénomènes locaux apparents, de ces phlegmasies septiques du cou péri-viscérales que nous avons décrites. Le diagnostic sera très difficile en l'absence de tout phénomène phlegmoneux apparent.

L'examen de la bouche ou de la gorge pourra bien montrer l'existence d'une angine grave, mais comment apprécier si en même temps le tissu cellulaire juxta pharyngé, si riche en lymphatiques et en ganglions, n'est pas le siège d'une inflammation septique ? C'est impossible s'il n'y a pas une tuméfaction quelconque apparente faisant penser au phlegmon diffus : la gravité des phlegmons septiques du cou ne se mesurant pas à leur volume et à la violence des phénomènes locaux. Au cours d'une amygdalite infectieuse à caractères septicémiques graves, comment ne pas penser que les espaces lymphatiques profonds du cou peuvent participer à l'infection des amas lymphoïdes amygdaliens ? On voit des lésions amygdaliennes et un état général grave, on dit : amygdalite septique. En réalité, c'est une infection large dont on saisit la localisation amydalienne, mais dont on peut bien ignorer d'autres localisations plus difficiles à saisir parce que moins accessibles ou moins évidentes. Les cellulites graves du cou ne sont pas le plus souvent des entitées isolées : il y a une grande infection, cela retentit violemment ou discrètement sur un appareil quelconque, puis une cellulite s'ensuit. C'est quelquefois toute une série à découvrir dont les termes ne sont pas toujours tous faciles à isoler.

Les glandes salivaires ouvertes dans une cavité septique comme la bouche peuvent à un moment donné s'enflammer : les parotidites en particulier sont bien connues. Il n'est pas impossible de confondre une parotidite maligne virulente septicémique, comme il en existe, avec un phlegmon cervical diffus grave. L'étiologie, l'examen précis, l'histoire de la maladie, l'issue du pus par le canal excréteur sont les signes classiques. Mais, ici encore répétons-le : à la suite d'une parotidite un phlegmon cervical peut exister et prendre les caractères d'un phlegmon grave ; de même, à la suite d'une sous-maxillite, l'ordre inverse peut également exister..

Il faut aussi mentionner le diagnostic avec les congestions des glandes salivaires au cours des oreillons. Là encore, en dehors de l'étiologie bien étudiée, en dehors de la localisation, seule l'évolution de la maladie peut renseigner utilement : il faut bien croire qu'une longue expérience n'est pas nécessaire pour affirmer l'existence des autres.

Nous en dirons autant des thyroïdites, des tumeurs du corps thyroïde enflammées et en général de toutes les tumeurs du cou où se fait une poussée inflammatoire : kystes divers, tumeurs salivaires, néoplasmes, etc.

Pour résumer en quelques mots ce que nous venons de voir du diagnostic, nous dirons : à quelques détails près, le diagnostic des cellulites graves du cou n'offre aucune difficulté, mais cependant il y a dans ce diagnostic même deux points intéressants : 1° la délimitation des cellulites diffuses graves d'avec les autres phlegmasies cellulo-lymphatiques du cou ; 2° la délimitation de ce qui, dans l'état septique du cou, revient d'une part à l'infection causale et d'autre part à la cellulite secondaire qui l'accompagne et en réalité lui est souvent intimement unie.

CHAPITRE VI

Traitement

Il y a une première considération qu'il faut d'emblée poser en principe au sujet de ce qu'il convient de faire dans les graves septicémies du cou ; cette considération c'est la prophylaxie.

Nous ne parlons pas des cas où une ostéite septique amygdalite infectieuse, une tumeur de la bouche ulcérée et une infectée ; une fracture des maxillaires ouverte, provoquent des phlegmons graves du tissu cellulaire du cou. Dans ces cas on ne peut pas la plupart du temps éviter cette redoutable complication. Mais trop souvent c'est à la suite d'infections dentaires négligées que se déclarent ces septicémies ; or sur ce point la prophylaxie est des plus importantes. Toute lésion dentaire ou paradentaire exige des soins assidus ; on ne doit pas laisser par exemple une carie ouverte ou un chicot nécrosé dans une alvéole purulente. Les soins de la bouche méritent une place importante dans nos préoccupations; il faut savoir et faire connaître l'hygiène de la bouche et des dents. Que si une lésion quelconque existe dans la cavité buccale, toutes les précautions de propreté et d'antisepsie devront être prises pour éviter qu'elle s'infecte et infecte ensuite le tissu cellulo-lymphatique du cou.

Quand on doit se placer devant le fait accompli et qu'on constate le phlegmon cervical, quelle que soit sa localisation il faudra user des moyens ordinaires et, sans tarder, l'ouvrir par le fer ou le feu, le laver et le drainer selon les principes généraux du traitement de tous les phlegmons. Comme dans le cas qui nous occupe il s'agit de phlegmons septiques, il importera de faire quotidiennement de longues vaporisations chaudes antiseptiques, ou bien simplement des vaporisations aseptiques suivies d'enveloppements humides.

Rappelons que les incisions devront être multiples et larges, que leur lieu d'élection sera indiqué par la localisation même du phlegmon. Dans le phlegmon sus-hyoïdien il faudra ouvrir la loge sous-maxillaire quand on le jugera nécessaire et aussi la loge sublinguale. Celle-ci, au besoin, sera ouverte par une incision médiane profonde passant entre les muscles géniens: c'est là un foyer souvent important dans les phlegmons diffus du plancher de la bouche.

Mais il faut bien dire que le traitement local est le plus souvent insuffisant dans les cellulites septiques : il ne peut rien contre la toxhémie établie. On devra donc défendre et soutenir l'état général par les moyens ordinairement mis en usage : toniques, sérum, etc. pour combattre les grandes infections. Ce sera même là la portion peut-être fondamentale du traitement.

On sait que malgré tous les soins, on est trop souvent voué dans ces cas à l'impuissance et que le pronostic reste presque aussi sombre après qu'avant tout traitement. Sans doute on peut espérer qu'en agissant assez tôt on pourra intervenir de façon heureuse sur l'évolution ultérieure de la maladie. Mais il ne faut pas se donner de vaines espérances : dans les grandes septicémies lympho-phlegmoneuses du cou le pronostic est presque fatalement mortel parce que, en fait, toute cellulite virulente suppose ou une infection hyper-toxique ou un mauvais terrain, quelquefois les deux.

La survenance d'une complication d'ordre quelconque pourra nécessiter une intervention dont il faudra bien entendu savoir saisir l'indication. C'est ainsi qu'en cas de phénomènes asphyxiques, par exemple, il faudra être prêt à trachéotomiser le malade ; de cette thérapeutique symptomatique nous n'avons pas à entreprendre la longue énumération.

Observations

Observation I

Macaigne et Vanverts. — Phlegmon sublingual à pneumocoques. *Presse Méd.* 1896, p. 360 (rés.)

L..., âgé de 62 ans, entre à St-Antoine salle Broca dans la nuit du 11 au 12 mars 1896. Bon état antérieur. Remarque le 11 mars à son réveil que sa région sus-hyoïdienne est tuméfiée et douloureuse. Le soir, fatigué et courbaturé il se couche vers 5 heures, a des frissons et de la fièvre et se fait porter à l'hôpital.

Le 12 mars au matin, tuméfaction sous mentale énorme débordant l'angle du maxillaire en arrière ; la lésion doit être profonde car la peau est normale et glisse sur les plans sous-jacents. Au palper on sent dans la profondeur une induration ligneuse sans point fluctuant.

Le plancher buccal est soulevé, tuméfié et induré, rouge, la langue est rejetée en haut et en arrière. Les dents de la mâchoire inférieure sont très sales, il n'y a plus que des chicots revêtus d'un enduit verdâtre. La palpation est très douloureuse. Dyspnée sans cyanose Difficulté de la parole, trismus. Pouls petit, rapide. Température 38°. Etat général assez bon.

M. Monod pratique une longue incision médiane antéro-postérieure qu'il prolonge jusque sous la muqueuse du plancher lingual; ni pus, ni sérosité mais du sang en abondance. Drainage et iodoforme. Le malade avait été à peine anesthésié; il se lève se rend lui-même à son lit et se recouche en causant à ses voisins. Il paraît s'endormir sans proférer la moindre plainte, sans la moindre gêne respiratoire. Un quart d'heure après on le trouve mort.

A l'autopsie pas de collection purulunte, larynx sain, poumons. et autres organes un peu congestionnés.

Au moment de l'opération, la sérosité sanguinolente recuillie avec une pipette a été ensemencée sur agar. Il y a eu très nettement de petites colonies en gouttes de rosée caractéristique du pneumocoque et quelques petites colonies rares de streptocoques et de staphylocoques blancs, mais avec prédominance du pneumocoque.

Un bouillon témoin ensemencé le jour même donna aussi des pneumocoques Un lapin inoculé à l'oreille fit une lésion comparable à l'érysipèle à streptocoques: oreille épaissie, bleuâtre, chaude, tombante, et il se guérit. Un cobaye reçut dans le péritoine un demi-centimètre cube de culture en bouillon de ce pneumocoque et fut malade pendant quelques jours, puis guérit.

Donc virulence médiocre, sans doute atténuée par le milieu de culture.

Au moment de l'autopsie, on a prélevé une parcelle de pulpe de chaque organe : foie, rate, rein. On trouve partout du pneumocoque à l'examen direct sur lamelles et les cultures au bouillon sur agar donnèrent le même résultat.

L'examen histologique des viscères n'a donné des résultats que pour le rein où il y avait des nappes de sclérose adulte parsemées de débris de glomérules ou de tubuli atrophiés; en certains points aussi lésions cellulaires manifestes, cellules gonflées, troubles, mal limitées et se colorant mal.

Observation II

Th. Weiss. — *Abcès sous-lingual consécutif à la carie d'une dent de sagesse. Soc. de chirurgie*, 1887, Séance du 26 janvier, C. R. p. 52, rés.

Jeune homme de 24 ans, envoyé par M. Bernheim, le 17 décembre 1886, pour des accidents graves infectieux, ayant pour point de départ, la dent de sagesse inférieure gauche cariée. Il y avait un engorgement sus-hyoïdien considérable avec gêne de la déglutition. Joue gauche tuméfiée, engorgement sous angulo-maxillaire rénittent. Trismus très intense ; langue énorme collée au palais à peine entrevue, car il est impossible d'explorer la bouche. L'œdème sus-hyoïdien est très dur, profond et s'étend d'un sterno-mastoïdien à l'autre sans altération de la peau. Pas de point fluctuant. Respiration difficile par constriction au niveau de la gorge. Parole faible, entrecoupée ; faciès pâle, anxiété, anorexie, fièvre intense. Je pense à de l'ostéo-périostite du maxillaire inférieur ayant une collection purulente au niveau de la branche montante et provoquant un phlegmon profond sus-hyoïdien. Ce phlegmon était-il dans la loge sous-maxillaire ? Je pensai plutôt à un phlegmon de la base de la langue, dont on a signalé quelques exemples.

Les accidents ne paraissant pas imminents, comme il était neuf heures du soir, je fis transporter le malade à l'hôpital pour l'opérer le lendemain.

Une heure après on vint m'avertir que le malade agonisait dans le collapsus ; je le trouvai sans connaissance, la face pâle, râlant ; la mort était imminente. Nous fîmes séance tenante, la trachéotomie avec les plus grandes peines, vu le gonflement du cou et une installation sommaire ; je dus recourir à la respiration artificielle : peu à peu le malede reprit sa connaissance et la nuit fut assez bonne.

Le lendemain matin, état général assez bon. On sent au niveau de la branche montante du maxillaire un clapotement dû à un mélange de gaz et de liquides, et par la pression dans la région massétérine le pus venait sourdre dans la bouche près de la dent malade. Cet abcès et le phlegmon sus-hyoïdien semblaient indépendant. Je fis donc pour atteindre ce dernier une incision médiane sus-hyoïdienne et sous le mylo-hyoïdien à une profondeur de 5 centimètres. Je trouvai uue collection de pus mal lié et très fétide du volume d'une noisette. J'opérai au thermocautère. Cet abcès ne communiquait pas avec l'abcès extérieur de la branche montante. J'attendis pour ouvrir ce dernier puisqu'il s'évacuait spontanément par la bouche ; je dus l'ouvrir le lendemain dans le sillon génio-maxillaire ce qui me permit d'éviter une cicatrice extérieure.

L'amélioration se manifesta ; la canule trachéale fut retirée le cinquième jour, et la guérison se fit en trois semaines. Il fut alors possible d'extraire la dent de sagesse malade, cause de ces accidents.

Observation III

Schwartz. — *Phlegmon sous-maxillaire. Soc. de Chirurgie,* séance du 20 juillet 1892, C. R., p. 542, rés.

Jeune homme de 23 ans, maître d'hôtel, entre le 3 novembre 1874, dans le service de Demarquay pour une carie de la deuxième molaire droite inférieure ayant provoqué une fluxion qui dura trois semaines, s'aggrava bientôt et s'accompagna de fièvre et de gonflement sus-hyoïdien bilatéral ; il entra pour des accidents de dysphagie et de dyspnée avec trismus.

A son entrée on constate que le masque facial est très allongé par le gonflement sous-mental, le plancher buccal et la langue sont repoussés vers le palais Le gonflement est ligneux sans fluctuation, il fait un véritable carcan au-dessous de la mandibule. Haleine fétide, peau brûlante, dyspnée intense. Pansements émollients, gargarismes, calomel. Pas d'incision.

Le surlendemain 5 novembre, le malade crache une cuillerée à soupe, d'une sorte de bouillie noirâtre infecte. Détente, diminution du gonflement, mais trismus persistant.

Les jours suivants écoulement dans la bouche de pus infect, noirâtre. Dégonflement, amendement des phénomènes généraux.

Le malade sortit guéri trois semaines après, mais très profondément affaibli par cette atteinte.

Observation IV

Nélaton. — *Plegmon sus-hyoïdien*, *Soc. de Chirurgie*, séance du 6 juillet 1892, C. R. p. 493.

Femme X..., quarante ans entre à la maison de santé Dubois en février 1892. Elle avait vu se développer brusquement à la suite de carie dentaire un énorme gonflement de la région sous-maxillaire gauche, qui bientôt avait envahi la ligne médiane et s'étendait au côté opposé.

Au moment où nous l'examinions, cette femme présentait un gonflement énorme du cou ; la région sus-hyoïdienne tuméfiée faisait une proéminence énorme. Mais la peau n'était point rouge ; elle était distendue, violacée par places avec, dans la profondeur, une tuméfaction d'une dureté ligneuse confondue avec le maxillaire. Par la bouche s'écoulait une salive visqueuse et lorsqu'on arrivait à écarter légèrement les mâchoires, on voyait le plancher buccal soulevé d'une teinte rouge lie de vin, refoulant la langue en arrière. La déglutition était difficile, la respiation très gênée et la malade se tenait assise sur son lit, appuyant sa tête entre ses mains. Température élevée. Face terreuse.

Je la fis transporter aussitôt à la salle d'opérations, et lui ayant fait respirer quelques bouffées de chloroforme, je fis une longue incision sur la ligne médiane de la région sus-hyoïdienne ; je découvris les muscles génio-hyoïdiens, je passai entre eux, avec la sonde cannelée ; il ne s'écoula qu'une sérosité sanglante fétide mêlée à des bulles de gaz. Je fis ensuite une deuxième incision sur la partie latérale gauche de la tuméfaction, qui me conduisit sur la glande sous-maxillaire, autour de laquelle je trouvai un foyer contenant une sérosité infecte comme tout à l'heure. Enfin je donnai un coup de bistouri sur la muqueuse du plancher buccal, qui ne donna issue qu'à quelques gouttes de sang.

La malade parut d'abord soulagée et sembla respirer, un peu plus facilement. Mais quatre heures plus tard, elle mourait subitement en essayant de boire un peu de lait.

La distension énorme des parties molles, par une sérosité fétide, mêlée de gaz, l'aspect violacé des muscles infiltrés de cette sérosité, l'absence de pus véritable, rappelaient absolument ce que nous observons dans les septicémies aiguës, des membres et je pense qu'il s'agissait ici d'une septicémie aiguë, d'une gangrène foudroyante de la région cervicale.

Observation V.

G. Marchese de luna. — Un cas d'angine de Ludwig (phlegmon sublingual). *Gazetta degli Osped. e della Chir.*, 10 déc. 1899, in *Gaz. des Hôp.* 1899, p. 1366, (rés.).

Le 13 septembre 1894, je fus appelé vers 9 du soir auprès de F. M. âgé de 39 ans, employé; homme bien constitué, fumeur modéré, n'ayant jamais commis d'excès. Depuis trois jours, il souffrait de la dernière molaire inférieure droite qui était cariée ; il y avait une tuméfaction légère, dure, douloureuse dans la région sous-maxillaire du même côté; il y avait gêne de la déglutition et de la phonation par difficulté de remuer la langue, sialorrhée, soif vive, haleine fétide. Un gargarisme fut prescrit.

Le 14 septembre au matin, température 38°, persistance des mêmes phénomènes, voile du palais rouge, luette augmentée de volume et touchant les piliers du voile, gencive tuméfiée autour de la dent malade. La peau de la région sous-maxillaire tendue est de coloration normale. Extraction de la molaire, scarification de la gencive tuméfiée, purgatif et cataplasme chaud sur la région sous-maxillaire : telle est la prescription.

Le 15 septembre, température 39° ; les phénomènes augmentent. De plus œdème sublingal de consistance élastique et non fluctuante qui soulève la langue, empêche ses mouvements, gène la parole. Impossibilité d'écarter les mâchoires de plus de deux centimètres. L'ablation de la dent conseillée la veille n'a pu être faite, le purgatif n'a pas été pris. Le tableau étant complet je fis le diagnostic d'angine de Ludwig vu la triade caractéristique : marche rapide, refoulement de la langue en haut, tuméfaction dure et pierreuse de la région sous-maxillaire, le tout évoluant avec fièvre. La molaire cariée avait été le point de départ de l'infection qui s'était localisée ensuite dans la glande sublingule, avait provoqué en outre l'inflammation de la petite loge sublingule où siège la bocase de Fleischmann et de Blaudin ; le pronostic ne pouvait être que très réservé et subordonné à la rapidité de l'intervention. Je prescrivis l'application de sangsues sur la région sous-maxillaire et disposai tout pour intervenir chirurgicalement le lendemain, si le soir l'amélioration ne se dessinait pas. Un confrère appelé à mon insu conclut à une simple angine catarrhale et de mon traitement approuve seulement les gargarismes ; il ajoute des applications de glace sur la région. Le soir température 39°5 le malade déclare avaler mieux et se sentir mieux. Je réclame une consultation avec le confrère appelé.

Le 16 septembre, température 38°,8. Même état et en plus tuméfaction dans la région sous-maxillaire gauche. Le soir, température 38°8. Ne dissimulant pas la gravité du cas, j'insiste pour avoir une consultation avec le confrère.

Le 17 septembre au matin, 38°,7. Dans la consultation il est décidé de reprendre mon traitement et on décide l'intervention pour le lendemain si le mieux ne se produit pas. Le soir violent frisson et 40°, l'injection hypodermique de quinine.

Le 18 septembre au matin, 38°,3; amélioration de l'état général mais les mêmes signes objectifs persistent et même la tuméfaction sous-maxillaire s'étend du côté gauche et vers la ligne médiane, pour former un collier. Assisté d'un autre confrère, je pratique une incision médiane longitudinale de deux centimètres dans la région sus hyoïdienne en enfonçant le bistouri de cinq centimétres environ et il sortit quatre à cinq centimètres cubes de pus ichoreux contenant des débris nécrotiques; le doigt introduit entrait de chaque côté dans une cavité qui fut cavée et bourrée de gaze. Le soir 39°,5.

Le 19 septembre au matin 39°,9. Pansement qui montre une notable diminution des phénomènes locaux : la tuméfaction sous-maxillaire est diminuée, la déglutition plus facile, la respiration libre, la sialorrhée moindre, l'œdème sublingual atteuné. L'haleine reste fétide et la langue embarrassée. Collutoire au permanganate de potasse à 1.50 °/°, le malade tolérant mal les lavages phéniqués. A midi 40°,5 injections de quinine. Le soir 40°,6 nouvelle injection de quinine.

Le 20 septembre, 38°, 4 ; amendement des symptômes, mais le visage prend une teinte jaunâtre, les yeux sont cernés, le nez effilé, les narines dilatées. Même pansement que la veille ; état local stationnaire. A midi 39°, 8 ; il y a du délire mais les forces se maintiennent. Injections de quinine, glace sur la tête.

Le 21 septembre 39°, 8 au matin. Pansement : même état local. A midi toux, signes de pneumonie à gauche ; 39°, 6. Deux nouveaux confrères sont appelés qui ne peuvent que confirmer le diagnostic et la gravité du pronostic. Potion de digitale. Elargissement séance tenante de l'incision primitive et contre-ouverture à droite. Violent frisson : injection de quinine. Mort le soir à sept heures et demie.

Observation VI.

Ludwig. — Uber eine neue Art von Walsentzündung, — *Würt. Corresp. Blatt.* 1836 + VI n° 4 p. 21 et *Gaz. Méd. de Paris*, 1836 p. 579. *in. th. Bœhler*, Paris 1884, p. 17 (rés.).

Madame V..., en décembre 1835 présente une tumeur cervicale gauche près de la glande sous-maxillaire du volume d'un œuf de poule. Cinq jours après, la tumeur s'étend jusqu'à l'os hyoïde et à l'angle du maxillaire. Trismus. Le lendemain la tumeur s'avance vers le menton, la muqueuse du pharynx prend une teinte érysipélateuse, la paroi inférieure de la bouche se gonfle, devient rouge et s'indure. Fièvre intense, langue saburrale, sueurs, etc.

Du septième au neuvième jour, le mal s'accroît dans toutes les directions, s'étend à gauche jusqu'à la parotide, à droite jusqu'au delà de la sous-maxillaire, au bas elle dépasse le larynx. La paroi buccale inférieure est rouge foncé et il y a un bourrelet calleux entourant le maxillaire inférieur qui repousse la langue en haut et en arrière. Difficulté de la déglutition. Etat général mauvais, fièvre, agitation, facies vultueux, etc.

Au dixième jour, vomissements, diarrhée, amélioration. Un caustique appliqué localement a produit une large escharre. A partir de ce jour, diminution progressive ; on fait suppurer la plaie produite par l'escharre. Trois semaines après, guérison.

Observation VII.

H. Ripault. — Un cas d'angine de Ludwig. *Ann. des Mal. de l'or., du lar., du nez et du phar.*, septembre 1895, p. 235 (rès.).

Ed. M..., 54 ans, robuste, entre le 27 novembre dans le service du Dr Gouguenheim, à Lariboisière. Il souffre des dents depuis deux semaines, carie de la première molaire inférieure gauche très évidée. Le 25 au soir, il a eu fièvre et frissons avec douleurs sous-maxillaire gauche, trismus et dysphagie.

On constate une tuméfaction dure, sensible, avec peau normale dans la région sous-maxillaire. Par la bouche, en dedans du maxillaire, bourrelet saillant œdémateux, langue tuméfiée, trismus marqué; déglutition seulement possible pour les liquides. Examen de la gorge négatif, examen du larynx impossible. Température 39°, 4. Pouls fréquent.

Le 28 novembre, état général aggravé. L'empâtement cervical a gagné en bas, le bourrelet sublingual est plus volumineux, fluctuant, la langue énorme. La peau sus-hyoïdienne est rouge, mais sans œdème ni point ramolli. Incision buccale rétro-maxillaire et débridement à la sonde cannelée; on évacue deux à trois cuillerées de pus fétide ; lavages répétés de la bouche.

Le même jour après midi, dyspnée paroxystique, asphyxie imminente, trachéotomie. En l'espace de cinq heures, l'empâtement est devenu bilatéral, il masque le cricoïde en bas et l'œdème descend presque à la fourchette sternale. Trismus absolu 40°,6 comme température.

Le lendemain, incision sus-hyoïdienne médiane profonde; il s'écoule du pus lié très fétide, on trouve une poche anfractueuse qui est largement lavée et drainée. La température descend à 38°,5. Mais toujours trismus et dysphagie.

Le 30 novembre et le 1er décembre, même état avec amélioration légère.

Le 3 décembre une vomique fait rejeter au malade un pus infect sanguinolent; la température s'abaisse alors, la dysphagie cesse, le trismus diminue peu à peu, la suppuration s'amende. Bientôt le drain est retiré; la canule de la trachéotomie avait été enlevée le 4e jour.

Le 25 décembre alors que tout semblait fini, douleur sous-mentale avec empâtement, œdème de la peau et rougeur. Débridement et issue de pus; une soude cannelée introduite arrive profondément et une injection poussée par cette ouverture vient ressortir par un petit orifice répondant à la partie latérale gauche du sillon glosso-épiglottique. Pas de douleur, même pas de séquestre.

Actuellement, 19 janvier, la fistule persiste; par un orifice cutané sortent des débris purulents mais en minime quantité.

OBSERVATION VIII,

SCHWARTZ. — Phlegmon sous-maxillaire *Soc. de chirurgie*, séance du 20 juillet 1892, C. R. p. 541 (rés)

Homme de 29 ans, marchand de vins, alcoolique, m'appelle en toute hâte en juin 1888 pour des accidents dyspnéiques. Début il y a cinq jours, à la suite d'un violent mal de gorge accompagné de trimus, sans lésions dentaires appréciables. De plus, depuis trois jours gonflement considérable de toute la partie supérieure du cou au point qu'il n'y a plus de relief maxillaire; la face et le cou se continuent. Température 39° à 40°, 5. Langue sèche. Depuis 24 heures crises de suffocation, dyspnée vive. Pouls à 120°. Haleine fétide. Dysphagie. Subdelirium. Ni albumine ni sucre.

Je ne pense pas devoir faire de trachéotomie avant d'être intervenu sur la région phlegmoneuse. Je trouve au palper toute la région sous-maxillaire envahie par un gonflement dur comme du bois sans empâtement, sans fluctuation, sans modification de la peau. Constriction intense des mâchoires, on peut voir cependant par une légère ouverture des dents que la langue et tout le plancher de la bouche sont refoulés vers le palais et on aperçoit les amygdales tuméfiées. Deux grandes incisions profondes de 6 à 7 centimètres de chaque côté de la ligne médiane. Tissu dur, criant, saignant à peine.

Un petit foyer contenant un dé à coudre de pus très fétide. Thermocautère. Hémorragie asssez abondante à la suite de l'ouverture du foyer qui semble être à la base de la langue. Lavages au sublimé. Alcool. Quinine.

La nuit, amélioration. Moins de dyspnée. Le lendemain aggravation des signes généraux, fièvre et délire intenses.

Le lendemain, mort.

Observation IX.

M. Michel. — Angine de Ludwig. — *Soc. Anat.* 1890. CR., p. 513 (rés.).

Homme de 38 ans, fleuriste, vigoureux, entre le 2 decembre 1890 dans le service de M. Duplay à la Charité, reçu à la consultation du matin pour phlegmon sus-hyoïdien. Début quelques jours auparavant par carie dentaire ayant provoqué une manifestation phlémoneuse sous-maxillaire gauche, subitement aggravée.

On constate une énorme tuméfaction sus-hyoïdienne bilatérale et remontant de chaque côté jusqu'à l'oreille, mais plus marquée à droite. Aspect analogue à celui de certains diphtériques, la tête renversée en arrière.

Pas de modification marquée de la peau. Palpation douloureuse.

Pas de fluctuation. Trismus intense ; cependant un doigt introduit avec peine dans la bouche permet de sentir une tuméfaction notable du plancher de la bouche. Rougeur diffuse de l'isthme du gosier. Dysphagie marquée ; dypsnée intense : pas d'accès de suffocation.

Pus expulsion liquide abondant, grisâtre et visqueux. Parole brève, embarrassée. Facies grippé, conjonctives injectées, regard brillant, temp. 39°. Incision le soir, même sus hyoïdienne médiane ; il ne sort que du sang. Soulagement.

Vers 11 heures du soir, accès de suffocation, le malade succombe avant qu'on ait pu intervenir. A l'autopsie, 24 heures après la mort, le tissu cellulaire profond de la région sus-hyoïdienne est infiltré avec, par places, de petits foyers gangréneux noirâtres du côté droit. Une cuillerée à café de pus phlegmoneux dans la région rétro-maxillaire droite dont les ganglions sont très volumineux. Glandes sous-maxillaires indurées ainsi que les sublinguales. Muqueuse pharyngienne épaissie. Amygdales grosses. Œdème blanc, mou de la portion sus-glottique du larynx tout entière.

Observation X.

H. Blanc. — Phlegmon sous-lingual avec phénomènes généraux graves et tendance à l'asphyxie. *Union médicale*, 30 nov. 1895, p. 565 (rés.).

Antoine R. ., journalier 54 ans, entre dans le service de G. Marchant à Tenon, pour des phénomènes angineux avec œdème du plancher de la bouche. Depuis 15 jours, il souffre de la gorge légèrement, depuis 8 jours gêne de la déglutition, frissons, insomnie, céphalée, abattement. A son arrivée facies vultueux, cyanosé, œil saillant et anxieux, cornage et tirage, énorme gonflement du cou, voix éteinte nasonnée, intelligence très nette. Il entre surtout pour sa dypsnée et son anxiété respiratoire. Trismus, langue épaisse, grosse, haleine fétide ; rien à la gorge. Plancher buccal empâté œdématié fortement ; œdème bilatéral symétrique en fer à cheval. Au palper dans la région sublinguale médiane, tuméfaction diffuse, saillant dans la bouche, très douloureuse.

Même sensibilité exquise par pression dans la région sus-hyoïdienne médiane, en un point symétrique du foyer sublinguale. La tumeur fluctue dans la région sus-hyoïdienne, on sent un empâtement diffus. Les ganglions angulo maxillaires sont à peine engorgés, mais toute la partie supérieure du cou est fortement tuméfiée. Pas de modification de la peau. Fièvre à 39°, frissons répétés.

En raison de ces graves signes locaux et généraux et surtout de la dyspnée très vive, le malade est opéré sur le champ. Anesthésie. Incision sus-hyoïdienne médiane. On arrive dans la loge sublinguale et il sort gros comme une noix de pus fétide, épais, crémeux.

Le doigt introduit reconnaît une poche épaisse bien limitée, lavage, drainage, guérison.

Observation XI.

Tissier. — De l'angine sous-maxillaire infectieuse. *Progrès médical*, 1886, n° 36 (rés.).

L..., 43 ans, employé des postes n'a jamais souffert des dents ; il éprouve un jour une douleur au niveau du maxillaire avec trismus. Tuméfaction angulo-maxillaire dure, peu douloureuse qui s'accroît rapidement.

Il entre à l'hôpital au 3e jour de sa maladie en proie à une très violente dyspnée. On constate l'immobilisation de la tête penchée en avant ; peau du cou normale ; palpation peu douloureuse ; la tumeur sous-maxillaire dure, ligneuse soulève la ligne médiane et proémine fortement à gauche ; la tumeur dépasse l'os hyoïde, le larynx et la trachée immobiles sont perceptibles au toucher. Bouche légèrement entr'ouverte. Salivation fétide, sans pus, carie de la 2e molaire droite, mais rien à la gencive qui l'entoure. Trismus. Langue refoulée vers le voile du palais. Plancher buccal violacé soulevé avec une sorte de bourrelet longeant le maxillaire inférieur très dur et très adhérent. Palpation peu douloureuse. Carie d'autres dents des deux mâchoires. Dyspnée avec tirage. Trachéotomie. Soulagement rapide.

Le lendemain, même état, plus de dyspnée mais l'état général décline, respiration irrégulière, stertoreuse, pouls imperceptible.

Large incision médiane donnant du sang noirâtre, le stylet pénètre dans un amas de détritus noirs sphacélés informes. Mort la nuit même dans le coma.

Observation XII.

H. Blanc. — Phlegmon sous-lingual avec phénomènes généraux graves. *Union médicale,* 30 nov. 1895, p. 567 (rés.).

M. X.., 50 ans, de bonne santé antérieure, est atteint d'une légère amygdalite. Brusquement, frissons, fièvre, prostration, gêne de la déglutition. Gonflement notable de la région angulo-maxillaire droite, œdème du plancher buccal. Incision blanche par le médecin à l'angle de la mâchoire.

La dyspnée croissant, il entre dans le service de G. Marchant à Tenon.

A son entrée, aspect d'un malade profondément infecté. Fièvre à 39°5, frissons, délire, anxiété, dyspnée, difficultés pour parler. La région sus-hyoïdienne latérale droite est énorme. Du pus sort par l'incision qui, la veille, n'avait rien donné. Œdème énorme du plancher buccal, œdème symétrique bi-latéral en fer à cheval. Douleur sus-hyoïdienne médiane.

Incision médiane pour atteindre d'emblée le foyer sublingual. Profondément, sous les génio-glosses, pus lié très fétide et débris sphacélés. Fusée purulente vers la droite, vers la région sous-maxillaire en arrière du mylo-hyodïen.

Lavages. Drainage. Guérison.

Observation XIII.

Cozzolino. — Angine de Ludwig. Clinica moderna, IV année n° 28. *Anal. et réd.* par A. F. Plicque *in Ann. des maladies de l'or., du lar., du nez et du phar.*, sept. 1901, p. 277.

Carie des trois dernières molaires provoque un phlegmon de Ludwig : et l'auteur fait remarquer la dureté ligneuse de la région sus-hyoïdienne, le refoulement du plancher buccal vers la voûte palatine, l'immobilisation de la langue, la gravité de l'état général qui au cinquième jour est typhoïde. Ces phlegmons se compliquent d'adéno-phlegmon du cou et de phlegmon pharyngo-laryngé ; dans certains cas, certaines formes semblent dues à l'envahissement des glandes sous-maxillaires ou sublinguales.

L'auteur fait jouer un grand rôle au microbisme buccal et en particulier aux microbes de la carie dentaire qui envahissent les lymphatiques et les ganglions, expliquant les diffusions. Il insiste sur l'incision allant au delà du mylo-hyoïdien pour assurer le libre écoulement du pus.

Observation XIV.

T. Boborme. — Angine de Ludwig blennorragique. *Bollet. delle malatt. dell. orrecchio* etc., août 1896, n° 8. *Anal. et rés.*, par M. Boulay, *in Presse Méd.*, 1896, p. 658.

Homme de 28 ans, atteint de blennorragie très intense, présente une tuméfaction dure phlegmoneuse sous-maxillaire ; les jours suivants, cette tuméfaction augmenta et il y eut de plus œdème sublingual avec température à 38,5 et 39,5. Incision médiane sus-hyoïdienne profonde, ne donna rien, mais quelques jours plus tard une seconde incision plus basse dans un point rouge et fluctuant donna du pus vert, dense et fétide ; et le malade guérit. Ni altération dentaire, ni refroidissement ; par exclusion l'auteur croit pouvoir en faire une métastase blennorragique. Il n'y avait pas de gonocoque dans le pus du phlegmon.

Observation XV.

Ombredanne et Keim. — Angine de Ludwig. *Soc. anat.* 1897. C. R. p. 41 (rés.).

Le nommé X.., 26 ans, entre le 29 décembre 1896 à l'Hôtel-Dieu dans le service du Dr Polaillon, avec asphyxie, tirage, etc.

Le 26, il a eu une flexion dentaire au niveau d'une dent cariée et le 28 il avait de la dysphagie et de la dyspnée, enfin le 29, jour de son entrée, il dût quitter son travail dans l'après-midi et arriva le soir à 9 heures à l'hôpital presque asphyxique.

Il existe une énorme tuméfaction sus-hyoïdienne très dure qui proémine surtout à gauche, sans fluctuation. Peau rouge tendue non œdématiée. Le plancher buccal est un peu soulevé à gauche et en avant par une saillie dure. Langue tuméfiée. Bouche pleine de mucus blanc. Pouls 152.

Aussitôt, nous procédons à l'ouverture du phlegmon par incision de 6 centimètres parallèle au bord inférieur du maxillaire et profondément nous trouvons 3 ou 4 grammes de pus mal lié dont nous prélevons aseptiquement une pipette. Sur la table d'opération le malade ne respire plus ; trachéotomie, respiration artificielle. Sérum.

Le 30 décembre, lendemain de l'opération, œdème mou de la partie droite de la face et des lèvres. Cou énorme, rouge, tuméfié, dur. Température 39°2. Pouls = 140. Calme, lucidité. Plus de dysphagie.

Le 31 décembre, tuméfaction bilatérale de la face. M. Polaillon fait une nouvelle incision derrière l'angle du maxillaire à gauche : il ne sort que du sang. Température 39°. Pouls 160. Albumine. Diarrhée fétide. Le soir 40° ; par la première plaie on fait sourdre de la sérosité et des gaz en nombreuses bulles. Cette sérosité est inoculée à un cobaye et ensemencée sur agar.

Le 1er janvier 1897, tuméfaction, érythème et œdème gazeux crépitant de la base du cou et du thorax.

Le 3 janvier, cette tuméfaction a gagné tout le thorax. Température 40°6.

Le 4 janvier, incision à droite du cou donnant un peu de pus, du sang et des gaz. Le soir, pouls 160. Température 40,6 ; mort à 7 heures avec dyspnée et cyanose du visage, la canule à trachéotomie étant libre et en place.

Autopsie. — Les plèvres et le péricarde contiennent du liquide sanguinolent, les plèvres sont dépolies, agglutinées aux scissures par un exsudat fibrineux. Poumons gorgés de sang et de sérosité, mais crépitants. Reins cyaniques. Foie et rate normaux. Ensemencement du sang du cœur.

Le plancher buccal et la langue enlevés en masse forment un

magma gangréneux, mais les muscles de la langue sont respectés. Le pus a fusé devant la trachée jusque derrière le manunbrium. Ganglions carotidiens suppurés. Après ouvérture du pharynx on voit l'épiglotte œdématiée, turgescente, incurvée en fer à cheval. Replis ary-épiglottiques œdématiés, surtout le droit. Glotte et trachée injectées. Pas d'emphysème sous-cutané au niveau de la plaie trachéale, la canule a bien fonctionné.

Sur l'agar, ont poussé du streptocoque et surtout du staphylocoque en colonies d'un beau blanc. Le cobaye inoculé s'est bien porté pendant 6 jours, puis il a eu de la dyspnée, au huitième jour il avait un abcès à streptocoque et à staphylocoques au point inoculé. Le sang du cœur a donné du staphylocoque pur. Pas trace de vibrion septique.

Observation XVI.

Reynier. — Phlegmon diffus étendu du cou. *Soc. de chir.*, séance du 27 juillet 1892 C. R. p. 563, (rés).

Homme de 25 ans, arrivant de Lyon à pied, mourant de faim est conduit à Lariboisière avec une tuméfaction ligneuse de la région sous-maxillaire englobant tout le maxillaire et descendant dans le cou à droite sans modification de la peau. Malgré le trismus on voyait et on sentait la langue soulevée par une tumeur en bourrelet sublinguale. Mouvements de la tête gênés. Dysphagie, fièvre, peau sèche subictère, prostration. Il put à peine nous dire que depuis 5 jours souffrant des dents, il avait été pris de frissons, céphalée et engorgements sous-maxillaires avec disphagie. Pansements.

Le lendemain dyspnée, menace de suffocation. Incision au thermocautère du côté droit. Profondément foyer gangreneux avec pus fétide, non collecté mêlé de bulles gazeuses avec débris sphacélés. Pas d'amélioration, le malade mourut au 9me jour dans le coma. A l'autopsie, grangrène des régions sous-maxillaires et sterno mastoïdienne avec des muscles en bouillie comme dans les lymphangites gangréneuses. La glande sous-maxillaire ramollie, noirâtre, infiltrée de pus. Congestion pulmonaire. Grosse rate, rien aux reins.

Observation XVII.

Chauvel. — Inflammation cervicale diffuse à extension rapide avec graves phénomènes locaux et généraux. *Soc. de chir.*, séance du 20 juillet 1892. C. R. p. 547 (rés.).

H..., garde municipal, entre au Val-de-Grâce le 22 janvier 1889 pour un phlegmon du cou survenu à la suite d'une extraction de dents faite il y a 2 jours. Il est pâle, a de la dyspnée avec 39° 6. Sangsues, pommade mercurielle, cataplasme. Le lendemain matin, 39°, 5; face pâle, trismus, dysphonie, suffocation avec cornage. Gonflement diffus sous-mental et sous-maxillaire à droite très marqué et de ce côté descendant dans la région carotidienne jusqu'à la clavicule.

Peau lisse, tendue, non fluctuante, rosée. Aussitôt chloroformisation et incision transversale sous-mentale ; pas de pus dans la région sous-maxillaire droite. Vers la ligne médiane et profondément, je trouve à la sonde cannelée un foyer putride gangréneux à parois noirâtres, à liquide séreux non purulent qui sort aussi avec du sang par la bouche, le foyer occupe toute la région sublinguale. Lavages antiseptiques, iodoformant et pansement absorbant, lavages de la bouche.

Le soir 39°, 5. Plus de suffocation. Déglutition possible.

Le lendemain, température 38°, 6 et le soir 37°,6. Pulvérisation phéniquée ; iodoforme. Crachats purulents mais d'odeur moins infecte.

Respiration normale. La citatrisation fut assez lente et l'incision transversale se cicatrisa d'une façon assez disgracieuse par recroquevillement de sa lèvre inférieure. Le malade quitta l'hôpital à la fin de février.

Observation XVIII.

Reynier. — Phlegmon gangréneux sous-maxillaire. *Soc. de chir.*, séance du 27 juillet 1892 p. 560 (rés.).

En 1883, un jour de garde au Bureau Central, je fus appelé dans un hôpital auprès d'un malade de 55 ans, alcoolique, albuminurique qui, dix jours avant avait eu mal aux dents avec frisson, fièvre, phlegmon sous-maxillaire, dysphagie, était entré deux jours avant et avait été traité pour adéno-phlegmon buccal. Depuis le matin, les symptômes généraux avaient pris un caractère très alarmant et le gonflement s'était étendu.

Je trouvai le malade avec un facies terreux plombé, 39°, le pouls petit et précipité, respirant à peine et en imminence d'asphyxie. Il y avait un œdème dur, ligneux, diffus, sous-maxillaire descendant à gauche jusqu'à la clavicule. La bouche entr'ouverte, mais avec trismus, salive fétide, sanguinolente. Le doigt pouvait percevoir la langue soulevée et repoussée par une tumeur du plancher saillante comme une grenouillette ; muqueuse gingivale tuméfiée. Débridement sous-maxillaire au thermocautère ; la loge sous-maxillaire était intacte.

Pas de pus collecté, mais dans la profondeur je trouvai des muscles gangrénés avec de la sérosité sanguinolente, fétide, contenant des bulles de gaz, le tout rappelant comme aspect les emphysèmes traumatiques ou certaines lymphangites gangréneuses des membres. Lavages. Pansement.

Le malade mourut la nuit même dans le coma.

Observation XIX.

Reynier. — Phlegmon gangréneux cervical. *Soc. de chir.*, Séance du 27 juillet 1892, C. R., p. 561.
(Obs. rédigée par Lelion et rés.)

En octobre 1889, homme antérieurement alcoolique et soigné aussi pour glycosuric autrefois, a quelques douleurs dentaires et se fait enlever deux molaires dont l'une saigne abondamment. Deux jours après, douleurs très vives et léger engorgement sous-maxillaire droit. Gargarismes émollients.

Le surlendemain, salivation abondante, écoulement sanguinolent d'odeur infecte par la bouche. Au niveau d'une des dents arrachées. 2e molaire inférieure droite, masse gris noirâtre mortifiée remplissant l'alvéole. Trismus. Engorgement ganglionnaire bilatéral. Gargarismes antiseptiques. Le soir, œdème sublingual repoussant la langue et analogue à une grenouillette.

Le lendemain 13 octobre, dysphagie, trismus intense, tuméfaction cervicale et parotidienne gauche sans douleur ni rougeur. Le côté droit se dégage. A 10 heures du matin, grand frisson suivi de fièvre avec température 39°.

Le 14 octobre, tous les phénomènes locaux sont à gauche, il y a à ce niveau une tuméfaction œdémateuse des régions sous-maxillaire et parotidienne avec, le soir, dans les parties déclives une teinte noir violacé. Il semble que la région amygdalienne gauche est œdématiée. Dysphagie. Fièvre.

Le 15 octobre, peau violacée au niveau du phlegmon. Dysphagie. Pouls filant. Température 39°. Pâleur extrême. Je revins quelques heures après pour opérer, le malade était mourant.

Observation XX.

Cartouli. — Phlegmon latéro-pharyngé. *Journal de Médecine d'Athènes*, 23 février 1888, *in th. Leterrier*, Paris, 1893, p. 34, (rés).

Dimitrius B... d'Andros, 50 ans, bûcheron, entre à l'hôpital le 4 octobre 1879. Dans la région sous-maxillaire droite, tumeur dure au toucher, visage rouge, yeux brillants, trismus, difficulté de la parole ; température 40°. L'apparition des phénomènes remonte à deux jours seulement.

Le 5, température 39°5. Trismus, dysphagie, salivation abondante. Congestion pulmonaire. Mauvais état général ; agitation.

Le 6, température 39°5. Délire nocturne. Orthopnée. Pneumonie La tumeur sous-maxillaire est toujours très dure. Mort la nuit suivante.

Autopsie. — Méninges congestionnées. Larynx, trachée, œsophage sains. Dans la région sous-maxillaire, dure, œdématiée, peau cyanosée, tissu cellulaire noirâtre, pus ichoreux et fétide jusque sous le maxillaire et jusqu'à l'os hyoïde. Glande sous-maxillaire grise, volumineuse, contenant du pus ichoreux. L'infiltration ichoreuse grisâtre s'étend latéralement au pharynx jusqu'à sa face postérieure, détruisant tous les tissus environnants qui sont en bouillie.

Observation XXI.

Gérard-Marchant. — Adéno-phlegmon gangréneux du cou. *Soc. de Chir.*, Séance du 13 juillet 1892, C. R. p. 519.
(Obs. prise par Jayle et rés).

Le nommé X... entre le 10 août 1890 à Lariboisière, salle Ambroise Paré ; depuis huit jours, il a mal aux dents et une violente céphalée.

Le 11 août, œdème de la moitié droite de la face et des paupières, paralysie faciale, œdème de la région cervicale supérieure droite. Pas de fluctuation. Sonorité à la percussion. Incision de 3 centimètres environ au niveau du bord inférieur du maxillaire inférieur qui est dénudé. Pas de pus : liquide roussâtre et sanguinolent d'odeur putride.

Le 12 août. — Délire dans la nuit, agitation au matin.

L'œdème a augmenté ; le pansement a une odeur infecte ; les bords de la plaie sont ternes et il ne s'en écoule pas de pus. A travers les lèvres de cette plaie on voit le tissu cellulaire grisâtre avec infiltration diffuse gazeuse.

Le 13 août. — Même état, nuit très agitée. Teinture d'iode dans la plaie et plus haut dans la parotide par injection avec la seringue de Pravaz.

Le 14 août. — Aggravation de l'état général ; le malade est très abattu. L'œdème a augmenté et tend à passer du côté droit sous le menton et en arrière il a envahi la nuque. Incision sus-hyoïdienne médiane, d'où il s'écoule environ 30 grammes de pus. Drainage. Le soir le pansement a une odeur infecte ; en pressant sur la région parotidienne, il s'écoule beaucoup de pus par la plaie sous-maxillaire. Mouchetures sur la joue. Lavage au sublimé.

Le 15 août. — Même état.

Le 16 août. — Agitation moins grande.

Le 17 août. — Etat local amélioré. Les incisions étant insuffisantes, on incise la joue droite : liquide sanieux légèrement purulent qui sort par l'incision sus-jacente et parallèle au canal de Sténon. Une incision large sous-maxillaire à gauche agrandit l'incision primitive et permet de supprimer le drain Quatre pansements et pulvérisations tous les jours.

Le 18 août. — Etat local très bon : l'infiltration de la face a diminué. Plus de délire depuis la veille, mais le malade est prostré et ne s'alimente pas.

Le 19 août. — Etat local encore amélioré, mais état général très mauvais : demi coma, pouls très fréquent, dyspnée. Mort le soir.

L'autopsie a montré les viscères et les séreuses indemnes. Cerveau : un peu d'œdème et de vaso-dilatation à gauche. L'examen fait par Veillon a montré l'existence d'un anaérobie non décrit jusqu'à ce jour.

Observation XXII

A. Heddaeus. — Angine de Ludwig et septicémie à staphylocoques. *München. med. Wochenschr.* 1897, 4 mai n° 18, p. 467, anal. et rés. par Romme, *in Presse Méd.*, 1897, p. 271.

Homme de 26 ans, entre à la clinique de Czerny. Il présente la succession de phénomènes suivants: angine de Ludwig et phlegmon du cou, bronchopneumonie double, pleurésie fibrineuse à droite, pleurésie purulente à gauche, endocardite. Mort au 15e jour.

L'examen bactériologique fait pendant la vie a montré la présence du staphylocoque dans le pus du phlegmon cervical, du diplocoque de Fraenkel, Weichselbaüm (pneumocoque) dans les crachats, du staphylocoque dans le pus de la plèvre gauche et enfin dans cette même plèvre, après l'opération de l'emphyéme on trouva du streptocoque, du staphylocoque, du diplocoque et un bacille ne liquéfiant pas la gélatine et lui donnant une coloration verte et dont les cultures exhalaient une odeur fétide.

L'autopsie montra une amygdale suppurée avec un phlegmon rétropharyngien, une œsophagite avec perforations multiples de la muqueuse, une broncho-pneumonie double avec abcès multiples des poumons, une pleurésie purulente, des abcès dans les reins. Il s'agit pour l'auteur d'une septicémie à staphylocoques à point de départ amygdalien. Seule la broncho-pneumonie était à pneumocoques. Et ce fait est d'autant plus curieux que la pleurésie était à staphylocoques, ce qui prouve que la plèvre a été infectée secondairement comme les ponmons et les reins.

Observation XXIII

Ttumpp. — Ueber einen Fall von Angina Ludovici. *Münch. med. Woch.* n° 38, p. 709, *in Gaz. Hebd.* 1894, p. 35 (rés.).

Un meunier consulte pour un mal de gorge datant de cinq jours. Toute la partie latérale gauche du cou est occupée par une tuméfaction dure qui à gauche s'étendait du bord inférieur de la mâchoire à l'apophyse mastoïde et en bas descendait jusqu'à la clavicule le long du sterno-mastoïdien. A droite tumeur sous-maxillaire. Muqueuse de la bouche et de la gorge, rouge, congestionnée, amygdales hypertrophiées. En l'absence de fluctuation, frictions antiseptiques. Trois jours après, point fluctuant dans la région sus-claviculaire gauche par où il sort un quart de litre de pus, une sonde introduite arrive au bord inférieur du maxillaire. Lavage. Drainage. Guérison.

Comme étiologie l'auteur déclare n'avoir pu trouver que la carie de deux molaires inférieures gauches.

Observation XXIV

Linon — Phlegmon sus-hyoïdien. Migration du pus dans le médiastin. *Soc. de chir.*, séance du 6 juillet 1892. C. R. p. 489 (rés.).

Le soldat X..., âgé de 24 ans, de bonne constitution, entre à l'hôpital de Versailles le 5 novembre 1891 avec un phlegmon sus-hyoïdien. Il souffre depuis dix jours d'accidents de la dent de sagesse inférieure gauche cariée et cassée. Etat typhoïde, température 40°.6. Pouls à 120. Subictère, dypsnée. Saillie sus-hyoïdienne énorme; œdème considérable du plancher buccal avec liséré diphtéroïde, dysphagie complète.

Incision médiane ; il sort une grande quantité de pus mal lié et fétide par cette brèche sus-hyoïdienne. Amélioration.

Le lendemain, température 38°. Diminution des phénomènes locaux. Amélioration manifeste.

Le 11, cinq jours après l'opération reprise des phénomènes généraux inquiétants et apparition de phénomènes locaux dans la région sus-claviculaire droite: phlegmons dus à crépitation gazeuse.

Le 12 novembre incision sans résultat dans la région sus-claviculaire, mais le lendemain évacuation par la plaie de pus, de bulles de gaz en particulier au moment de la toux ; amélioration progressive.

Le 25 novembre, nouvelle reprise des phénomènes généraux et apparition d'un autre phlegmon sur le thorax à l'union des deux premières pièces sternales par fusée purulente dans le médiastin.

Le 26 novembre, incision thoracique de 10 centimètres, résection large de l'os et passage d'un gros drain rejoignant le creux sus-claviculaire.

La guérison fut très lente et le malade n'alla en convalescence qu'en mai 1892.

Observation XXV

M. Egbert Robertson et Ch. Biedert. — *Angine de Ludwig d'origine éberthienne. American medicine*, 28 septembre 1901, *in Gaz. hebd.*, 1902, p. 142.

Homme, 22 ans, a une fièvre typhoïde d'une gravité modérée, et vers la fin du deuxième septénaire, il est pris de dyspnée tandis qu'apparaît une tuméfaction ligneuse, au niveau du côté gauche du cou. Examen laryngoscopique ; œdème généralisé du pharynx. Trachéotomie, mort 10 heures après le début des accidents.

Autopsie. — Confirme le diagnostic du fièvre typhoïde. Examen microscopique des tissus laryngiens tuméfiés, montre l'existence du streptocoque. A côté des causes locales, les auteurs font remarquer que l'angine de Ludwig survient quelquefois en cours des maladies générales : scarlatine, érysipèle, diphtérie, infection puerpérale, fièvre typhoïde.

Observation XXVI

J. Brousses et Brault. — *Sur une variété incomplètement décrite de phlegmon du cou ; phlegmon grave de la loge glosso tyro-épiglottique. Revue de chirurgie*, 1893, p. 98, (rés).

Georges L..., est un solide garçon de 23 ans, jamais alité, dont les parents ont une excellente santé.

Il y a un mois, il contracta une forte angine, qu'il soigna en continuant son service dans les écuries de la remonte ; il eut une forte fièvre pendant 5 jours ; mais la résolution se fit. Il y a cinq jours, nouveaux accidents du côté de la gorge à la suite d'un refroidissement sous la pluie : il eut le soir des frissons, de la fièvre et mal de gorge du côté droit ; ceci se passait le jeudi 8 septembre. Du jeudi au mardi suivant l'état s'aggrava ; déglutition pénible, respiration gênée, aphonie, tuméfaction dure de la partie supérieure du cou. Ce même jour, on doit le transporter d'urgence à l'hôpital militaire.

Le mardi 13 septembre, à son entrée on observe l'état suivant. Face vultueuse, cyanosée, sueurs froides, pouls vibrant et tendu, température 39° 4. Agitation mais intelligence intacte ; la voix est éteinte, discordante et prend une tonalité criarde par l'effort. Dysphagie, la déglutition de la salive est impossible, et il y a expulsion continuelle.

Dyspnée considérable sans cornage ni tirage, avec des crises d'anxiété avec cyanose. Pas de compression des vaisseaux ni des nerfs voisins.

Examen facile de la gorge, pas de trismus. Etat normal de la bouche, pas d'œdème sous-lingual.

Cependant à la base de la langue sur la ligne médiane, petite saillie rougeâtre œdémateuse formant là comme une petite luette. Léger œdème au niveau de l'amydale droite. Rien au pharynx, rien au niveau des replis glosso-épiglottiques, ni au niveau du larynx. Le cou est un peu élargi extérieurement vers la partie supérienre ; les mouvements de rotation sont faciles, la flexion et l'extension un peu douloureuses. En examinant de plus près on constate que le gonflement siège particulièrement au niveau de la région thyro-hyoïdienne, s'étend vers la région sus-hyoïdienne, la soulevant légèrement en une saillie médiane faisant se continuer l'extrémité du menton avec le bord supérieur du cartilage thyroïde. Les régions sus-hyoïdiennes latérales son libres. Au toucher la main perçoit entre les deux sterno-mastoïdiens au niveau du bord supérieur du cartilage thyroïde et au-dessus, une masse ligneuse semblant englober le larynx et le pharynx dans une gangue épaisse. Le gonflement a débuté à droite et c'est vers la droite que la tuméfaction est plus marquée; mais le point le plus douloureux est vers la gauche. Pas de ganglions.

Pas de fluctuations dans le plancher buccal. Etant donnés ces signes nous avons pensé à un phlegmon latéro-pharyngien et aussitôt nous avons incisé à droite par l'incision de la carotide externe pour aller à la recherche du pus. Des recherches de plus en plus profondes et jusqu'à la région prévertébrale n'ont amené que de la sérosité abondante. L'heure étant avancée, l'éclairage insuffisant, la recherche du pus fut remise au lendemain. Soulagement assez marqué dans la nuit.

Le mercredi 14 septembre la région sus-hyoidienne médiane augmente de volume, et le gonflement s'étend dans les régions sous-maxillaires et surtout à gauche.

La langue est soulevée est portée au contact du palais par exhaussement du plancher buccal; la langue en effet n'a jamais augmenté de volume. Dyspnée très intense.

Dans l'après-midi, il est nécessaire de revenir à la recherche du pus. Incision médiane couche par couche au travers de tissus infiltrés et indurés. Derrière les géni-hyoïdiens, on trouve du pus noir fétide chargé de débris sphacélés. Le doigt arrive jusqu'à la base de la langue, et là descend à droite et à gauche dans la région thyro-hyoïdienne. Drainage par trois drains.

Le malade peut être alimenté ; il se sent soulagé. Deux heures plus tard, dyspnée, suffocation ; on pense à la trachéotomie ; mais les trois drains étant retirés le malade respire plus à l'aise jusqu'au matin.

Le jeudi 15 septembre, température 39°. Ni dyspnée, ni dysphagie. Le gonflement du cou a diminué, mais l'œdème remonte vers les joues.

Le malade crache du pus.

Le vendredi 16 septembre. Crachats purulents très abondants dont l'expuition est difficile est dont beaucoup sont déglutis. Mauvais état général : température 40°2, pouls faible. Gonflement énorme des joues qui sont violacées avec des phlyctènes.

Pas de points fluctuants. Cautérisatiou au thermocautère donnant de la sérosité et du pus fétides.

Le samedi 17 septembre. Etat général meilleur. Température 39°. Voix plus claire. Le pus est très abondant dans le pansement, il est plus blanc et plus lié. L'irrigation se diffuse facilement dans les plaies. L'œdème facial diminue; le plancher buccal s'affaise.

Du dimanche 18 au mercredi, 21 la température oscille autour de 38 et l'amélioration se fait, le pus est moins abondant aussi.

Du jeudi 22 au lundi 26. Convalescence ; la cicatrisation se fait. L'examen lacyngoscopique montre que du pus sort encore en arrière de la base de la langue.

Le mardi 27; la guérison est définitive et peu de jours après la cicatrisation est terminée.

L'examen du pus a été pratiqué dans le laboratoire de M. Manquat. Il ne contenait que du streptocoque pyogène. Sur bouillon peptonisé à 37° il a troublé le bouillon en 24 heures. Sur gélatine il a donné en deux jours de petites colonies blanches arrondies, discrètes : la surface se liquéfie en godet le 5e jour. L'examen du microscope a montré dans le premier bouillon des chaînettes de 15 et même de 50 éléments et plus de gros cocci. Dans les cultures suivantes les chaînes deviennent plus longues et les éléments plus petits. Les cultures perdent rapidement leur virulence et une inoculation au cobaye, cinq jours après le premier ensemencement reste sans résultats. Les cultures à l'abri de l'air faites pour la recherche du vibrion septique sont restées stériles.

Observation XXVII

Dudefoy. — Phlegmon aigu infectieux du larynx.
Thèse Paris 1893 p. 53 (rés)

Marie Tr. femme de chambre, 25 ans, bien portante, sans antécédents est prise le 7 février 1893 de maux de gorge avec déglutition douloureuse, le lendemain, douleurs, voix enrouée badigeonnage iodé de la gorge.

Le 9 février dyspnée cornage; un médecin prescrit un vésicatoire au devant du cou. Dyspagie absolue. Dans la nuit suivante, crises très violente de dyspnée.

Agitation, anxiété, sans délire.

Le 10 la malade entre à St.-Antoine dans le service de M. Merklen. Elle présente les signes ordinaires de l'œdème de la glotte, dyspnée, tirage sus-claviculaire et sus-sternal et sifflement inspiratoire. Agitation extrême. Rien à l'examen de la gorge. Au toucher on sent les ligaments et les replis ary-épiglottiques œdématiés formant deux bourrelets épais. Rien comme signes extérieurs. Dysphagie extrême. Voix rauque. Rien comme signes viscéraux. Temp. 38.7. Albumine dans les urines. Douleur très vive au niveau cartilage thyroïde. La malade est vue par MM. Merklen, Gaucher Ch. Monod et une trachéotomie immèdiade est décidée. M. Merklen pense à un abcès infectieux du larynx.

Amélioration après la trachéotomie. Dysphagie moindre. T. 39.1.

Le 11. Etat général bon. Repos. Temp. 38.

Dysphagie, douleurs derriére l'oreille. Par la canule s'expectore un mucus purulent épais visqueux.

Le 12, Amélioration. Temp. 37,6 et le soir 38,4.

Moins d'albumine. On peut examiner le larynx et on constate que les replis aryépiglottiques sont boursouflés, rouges, obstruant le ventricule. De même l'épiglotte. Sur le repli quelques taches blanches en grains de semoule ressemblant à des abcès.

Lait, Bromure, Salol, Irrigation Bucco-pharyngées.

Le 13 et le 14. Amélioration complète. La langue a repris son aspect normal.

Le 15, on retire la canule et la plaie se cicatrise rapidement.

La malade a été revue et se porte très bien.

Observation XXVIII

Senator. — Phlegmon aigu infectieux du pharynx. *Berlin. klin. Med. Gesellschaft et Berlin. Klin. Wochenschrift* 1888 p. 405 *in Th. Dudefoy* Paris 1892 p. 58. (rés).

N. 29 ans, marchand, grand buveur, fait quelques excès le 14 octobre. La nuit suivante, il est pris de douleurs gastriques, vomissements bilieux diarrhée.

Le 17 octobre, mal de gorge, enrouement, fièvre, délire. Plus de signes intestinaux.

Le 18. Dysphagie, Aphonie.

Le 19 Entrée à l'hôpital: Exanthème des jambes, Voix faible nasonnée. cyanose, le pouls fréquent et faible. Respiration à 52. Tuméfaction gauche du cou. Déglutition impossible sans douleurs ni accès de toux. Trismus. Temp. 39. Glace.

Mort subite à 6 heures du soir.

Autopsie pratiquée par Grawitz. Cœur flasque, pâle, mou, poumons congestionnés. Muqueuse bronchique très rouge.

Ganglions du cou rouges, tuméfiés. Dépôts suppurés sur l'amygdale gauche. Paroi du pharynx infiltré de pus ainsi que la muqueuse du larynx. Cordes vocales rouges ulcérées. Trachée, injectée, rate grosse, pèse 750, dimensions 20-12-6 centimètres foie gros pèse 4 k., graisseux.

Reins congestionnés, néphrite parenchyméateuse et pyélite hémorragique. Œsophage rouge foncé. Pièces soumises à Wirchow qui indique : Phlegmon profond de la partie gauche du pharynx avec propagation au côté droit et surtout au larynx infiltré de pus au niveau du ligament. Ary-épiglottique. Tuméfaction de la glotte, de l'œsaphoge, de la muqueuse gastrique.

Observation XXIX

H. Morestin. — Phlegmon infectieux *latéro-pharyngien. Soc. Anat.*, mars 1900. C. R. p. 269 (rés).

Mlle X. couturière, 20 ans, entre le 28 février à St Louis. Isolement. Depuis quelques jours, douleurs de la gorge, malaise, courbature, dysphagie. Rien extérieurement, rien à l'examen de la gorge, rien par le toucher pharyngien. Mouvements de la langue normaux voix non modifiée. Il n'existait donc comme signe que la douleur au voisinage du pharynx et d'une façon très imprécise.

La douleur éveillée par la pression sur le côté gauche du cou près du bord antérieur du sterno-mastoïdien à la hauteur de l'os hyoïde.

État général médiocre ; pâleur, abattement.

Le 1er mars, mauvais état, insomnie et agitation toute la nuit. Temp. 38, pâleur extrême, traits tirés, teint plombé. Dépression et adynamie. Un léger gonflement dans la région sous-maxillaire et la région carotidienne à gauche.

Douleur plus vive à ce niveau. Pas d'œdème superficiel,pas de modification de la peau, rien à la gorge. Je pensai à un phlegmon latéro-pharyngien ou péripharyngien grave.

Incision le long du bord antérieur du sterno mastoïdien gauche. Sous l'aponévrose, œdème étendu jaune clair, rougeâtre, pulpe d'orange. Cet œdème entoure le paquet vasculo-nerveux. Deux gros ganglions sont enlevés en avant des vaisseaux carotidiens, ils sont infectés de pus. L'œdème septique remonte jusque vers le pharynx et la région parotidienne; la loge sous-maxillaire est respectée. Pas de pus derrière le pharynx, mais collection purulente contre le constricteur moyen et contenant environ une cuillerée à café de pus. Lavage et drainage.

Pas d'amélioration à la suite de cette intervention. Le soir 39° agitation, délire.

Le 2 mars 39, 2. Mauvaise nuit. Le soir 40, mort dans le coma.

Autopsie. — Infiltration purulente du tissu cellulaire peripharyngien. Tous les ganglions de la chaîne carotidienne sont infiltrés de pus.

L'abcès évacué contient encore un peu de pus; il siège au niveau de la corne hyoïdienne et thyroïdienne sur une hauteur de 3 centimètres environ.

Mucus puriforme dans l'amygdale gauche.

Examen du pus. Strepctocoque pur.

Lignes d'infection généralisées du côté de tous les viscères. Cœur flasque, graisseux, blanc, avec de la sérosité dans le péri-arde. Reins gris blanc avec pus dans le bassinet gauche. Foie gris et blanc graisseux. Petite suppuration ancienne des annexes droites.

Il est certain que la localisation phlegmoneuse n'était qu'un point d'une streptococcie généralisée.

Le traitement local ne pouvait agir que localement et ne pouvait rien faire pour arrêter l'empoissement de l'organisme qui était du reste déja réalisé.

Observasion XXX.

Dudefoy. — Phlegmon latéro-pharyngé — Médiastinite et pleurésie purulente double. *Thèse Paris* 1893, p. 65 (rés).

Paul S., sculpteur, 29 ans, entre le 2 mars 1892 à St Antoine dans le service du Dr Merklen. Depuis cinq jours, violent mal à la gorge, gêne de la déglutition, mal de tête, frissons, fièvre, fatigue, courbature. Pharyngite aiguë avec vive rougeur de l'arrière-gorge, au toucher pas de saillie, gonflement ou rénitence, pas de douleur; quelques gros ganglions sous-maxillaires et carotidiens à droite surtout. Douleur à la pression antéro-latérale du cartilage thyroïde. Mouvements de la tête normaux, indolores. Œdème du côté droit du cou assez léger. Tirage sus-claviculaire et sous-sternal. Rien à la poitrine. Température 39°,2. On songe à un phlegmon rétro-pharyngien..

Le 6 mars, même état. Température 38°,9 et 38°,7. Pulvérisations buccales phéniquées, onction mercurielle sur le cou. Lait. Quinine.

Le 7 mars. Délire toute la nuit, délire d'action, on a donné 4 gr. de chloral. Œdème du cou. moindre. Diminution de la rougeur du pharynx.

Ganglions moins volumineux. Ni tirage ni cornage. Mais malgré tout état général mauvais : teint terreux, pupilles contractées, quelques râles humides aux deux bases et frottement léger axillaire gauche. Douleur spontanée vive rétro-sternale avec irradiations vertébrales. Pas de toux, pas d'expectoration. Déglutition douloureuse Même traitement. Ventouses.

Température 39°,1. Pouls 120. Dypsnée.

Respiration : 40.

Le 8 mars. Nuit plus calme, léger subdélire.

Déglutition douloureuse. Même état local. Haleine sentant le pus et le malade s'en plaint. Teint terreux, yeux saillants. Température 39°2.

Pouls 140. Respiration 80. Quelques râles humides qui ne sont pas en rapport avec la dyspnée. Le processus inflammatoire a dû fuser dans le médiastin et atteindre le pneumogastrique ce qui explique la dypsnée et la rapidité du pouls. Caféine. Le soir, état général empiré, haleine fétide, pouls insensible à 140. Température 38°8.

Dypsnée extrême à rythme régulier. Subdélire.

Râles humides à la base gauche, matité et légère douleur le le long du rachis. Mort à 10 h. du soir.

Autopsie. — Le 10 mars. Pas d'œdème du cou. Pas de liquide abdominal ni de lésions des viscères abdominaux. Dans chaque plèvre environ un demi-litre de pus épais, plus dense et plus foncé à gauche. Rien à la paroi thoracique.

Dans le médiastin antérieur, zone péricardique épaissie, enflammée, teinte lie de vin, adhérences récentes, pseudo-membraneuses avec la plèvre voisine.

Tous les organes du médiastin étant enlevés en bloc on peut voir la face antérieure de la colonne dorsale ; tout le tissu cellulaire prévertébral est infiltré d'une façon diffuse sur toute la hauteur du cou au diaphragme par un pus brunâtre très fétide englobant tous les organes du médiastin postérieur. A la partie supérieure près de la base de la langue, près de la grande corne de l'os hyoïde, cavité anfractueuse du volume d'une noisette pleine de bouillie fétide jaunâtre avec, au voisinage, une infiltration périphérique, brun-verdâtre qui s'étend jusqu'aux ganglions sous-maxillaires et carotidiens supérieurs : cette infiltration descend le long de la trachée jusqu'au médiastin. Rien au larynx. Au niveau des deux hiles pulmonaires, on note une traînée purulente jaunâtre englobée de fausses membranes, qui relie l'infiltration diffuse du médiastin postérieur à la plèvre interlobaire ; celle-ci, très épaisse, est recouverte de fausses membranes, récentes, infiltrées de pus. Foyers purulents, multiples aux bases, surtout à gauche, le long des gaînes périvasculaires avec bouillie brunâtre fétide.

Rien aux autres organes.

Observation XXXI.

E. Lombard et H. Caboche. — Phlegmon rétro-pharyngien gangréneux ; œdème laryngé ; propagation au médiastin ; gangrène cervicale du poumon et du péricarde. *Soc. Anat.* 1900, C. R. p. 379, (rés.).

Le nommé G. G..., peintre, entre dans le service du Dr Gouguenheim à Lariboisière, le 22 mars 1900 pour dyphagie intense qui ne permet pas même la déglutition des liquides. Il est anhéland mais pas de tirage. Facies amaigri, pâle, lèvres bleues, yeux saillants. Tête et cou penchés en avant et immobilisés. Début il y a 4 jours. Tuméfaction antérieure du cou, légèrement rosée, mollasse, empâtée et douloureuse. Pas de trismus ; rien par l'examen buccal. Au laryngoscope épiglotte rouge, épaisse, œdématiée ainsi que les replis ary-épiglottiques et surtout le gauche qui présente une boule œdémateuse de la grosseur d'un œuf de pigeon. Température 40°, 2. Glace intus et extra.

L'après-midi il reçoit une visite, puis, fatigué, demande à être seul : il s'assied sur son lit, s'affaisse et meurt.

Autopsie. — Odeur gangréneuse prononcée. Infiltration œdémateuse du cou jusqu'à la trachée. Après section de l'œsophage et de la trachée à la base du cou, on décolle le tout d'avec la colonne cervicale, et, rasant le maxillaire inférieur, on enlève en même temps le pharynx, le larynx, la langue et le plancher de la bouche. Ces parties ont une forte odeur gangréneuse.

Tout l'espace celluleux rétro-pharyngé est recouvert et rempli d'une sorte d'enduit noir fétide. La muqueuse du pharynx est grise. Le larynx est œdématié. Les deux poumons ont des adhérences de leurs plèvres qui contiennent du liquide brun et fétide et leur surface est revêtue d'enduit noir gangrené, tandis que leur centre est le siège d'une congestion intense sans noyau gangréneux central. Le péricarde présente à sa face externe le même enduit noir nécrotique, très fétide et il contient un demi-verre de liquide roussâtre, fétide. Foie et reins congestionnés ; sur la face convexe du foie, plaque superficielle nécrotique noirâtre analogue aux lésions péri pharyngées et péri pulmonaires déjà décrites. Tous les organes enlevés, on constate que le tissu cellulaire médiastenal prévertébral est transformé aussi en cette bouillie noirâtre gangréneuse qui remonte sans discontinuité jusqu'au pharynx. Le cerveau enlevé, on fait sauter l'apophyse basilaire de l'occipital et on tombe sur le tissu cellulaire du naso-pharynx qui présente au maximum l'aspect noir et gangréneux avec odeur fétide.

C'est une sorte de cellulite cervico-médiastinale.

Observation XXXII

Ch. Sauvineau. — Phlegmon infectieux du pharynx, de l'œsophoge et du larynx. *Soc. Anatom.*, 20 février 1891. C. R. p. 405, (rés.).

Le nommé N..., cantonnier, âgé de 53 ans, entre chez M. Rigal à Necker le 13 février 1891. Bronchites depuis 2 ans. Il y a 8 jours, gêne de la déglutition, de plus en plus marquée depuis.

Le 14 février, on constate que toute la partie supérieure du cou est tuméfiée, indurée et notamment les régions sous-maxillaires. Pas de trismus. Le pharynx est rouge, gonflé et aussi le voile du palais et les amygdales qui présentent de petits abcès miliaires.

Rien au toucher pharyngien. Dysphagie extrême. La respiration et la voix sont libres. Quelques râles de bronchite. Température 38°.

Le 15 février, dyspnée dès le matin, et vers 10 heures, dyspnée avec tirage et spasme laryngé. On est sur le point de le trachéotomiser, mais le spasme cesse. Une heure après collapsus, pouls défaillant, extrémités froides : le malade meurt deux heures après.

Autopsie. — Incision médiane du cou. Couche de pus concret sous l'aponévrose superficielle allant d'un sterno à l'autre ; le pus passe sous les muscles sous-hyoïdiens. En abordant les organes du cou par en arrière, on constate que les parois du pharynx et de l'isthme du gosier sont le siège d'une infiltration de pus non collecté, occupant toute l'épaisseur des tuniques. Dans le paroi latérale gauche en dehors de l'amygdale, le pus sans former positivement un abcès est plus collecté et plus fluide. Au-dessous du pharynx, sur une hauteur de 5 centimètres, le pus toujours concret et peu fluide, infiltre circulairement la couche externe de l'œsophage dont les couches profondes sont normales. Le larynx et la trachée ouverts par la face postérieure montrent que le vestibule laryngé et les replis épiglottiques sont infiltrés de pus, en particulier au niveau de la face interne des replis aryténo-épiglottiques. Les cordes vocales inférieures sont saines. Les espaces péri pharyngés en arrière et latéralement sont infiltrés de pus, en particulier sur les côtés au niveau du paquet carotidien.

Cœur normal sauf au niveau de la valve gauche, de la valvule mitrale qui est jaunâtre et qui présente une infiltration de son tissu. Poumon congestionné. Reins congestionnés. Foie et rate normaux.

L'examen bactériologique, fait par Boulloche, montre par l'examen sur lamelles, par cultures sur agar, par inoculation à la souris, par ensemencement avec de la pulpe de divers viscères, par examen du sang du cœur sur lamelles, par examen de la valvule mitrale et de quelques vaisseaux, qu'il s'agit presque uniquement du streptocoque.

BIBLIOTHÈQUE NATIONALE R.F. IMPRIMÉS

Conclusions.

Le type des cellulites cervicales diffuses septicémiques d'origine buccale s'observe au niveau des espaces celluleux du plancher buccal; cependant ces phlegmasies peuvent se développer dans les autres espaces lympho-celluleux du cou: région carotidienne, région parotidienne, région juxta-pharyngée. On peut les grouper dans une description générale commune; étiologiquement ce sont des infections d'origine buccale, anatomiquement elles revêtent les caractères de cellulites diffuses, cliniquement elles affectent une allure septicémique à pronostic grave.

BIBLIOGRAPHIE

Arrou. — Phlegmons du cou. Traité de chir., Le Dentu et Delbet. T. VI, p. 700.

Aebers. — Angina submaxillaris. — *Schmidt's* Jahrb., Leipzig, 1844, p. 176.

Boeckel (J.). — Un cas d'abcès sublingual. *Gaz. méd. de Strasbourg*, 1883.

Bacque. — Un cas de septicémie gén. d'origine buccale. Congrès de 1900, séance du 7 août. *Revue de Stomatologie*, C. R., p. 144.

Bobone. — Angina di Ludwig blenorragica. *Boll. d. mal. d. orecchio* [etc.], 1896. n° 8, p. 169, cité in : *Revue méd.*, 1896, p. 658.

Berkley Hill. — Angina Ludwigi. *Brit. med. Journ.*, London, 1882, II, 683.

Blanc (H.). — Deux cas de phlegmon sublingual. *Union médicale*, 30 nov. 1895, p. 565.

Brault et Brousses. — Phlegmon grave de la loge thyro-épiglottique. — *Revue chirurgic.*, février 1893.

Boesche. — Die herrsch. kr schwen. *Würt. med. Gorr.*, Stuttgart, 1835, V, n° 15.

BOEHLER. — Phlegmon infectieux du plancher buccal. Thèse de Paris, 1884-85, nº 295.

BROCA (A.). — Lésion inflamm. du pharynx. — Traité de chir., Le Dentu et Delbet, T. V, p. 339.

BARUCH. — Phlegmon du cou. — *Berl. klin. Wochenschr.*, 1888.

CONTENAU. — Les adénites d'origine dentaire. — Thèse, Paris, 1901-1902, nº 277.

CRUET. — Accidents multiples par éruption tardive et irrégulière des dents. — *Rev. de Stomat.*, janvier 1901.

CALMETTE. — Des infections buccales et de leur prophylaxie. — *Revue de Stomat.*, octobre 1901.

CHOMPRET. — Hygiène de la bouche. — *Revue de médecine*, 17 février 1897, p. 75.

CHASSAIGNAC. — Sur les supp. du plancher buccal. Traité de la supp. tome II, p. 163 et 224.

COZZOLINO. — Angine de Ludwig. — *Clinica moderna*, IV année, 28, rapp. Plicque in : *Annales des maladies de l'oreille*, etc., sept. 1901.

CULOT. — Sur les phlegmons diffus pharyngiens. — *Bull. Soc. méd. des hôp.*, Gand, 1890, p. 882.

CAMERER. — Ueber cynanche sublingualis typhoides oder angina Ludwigi. *Wurt. med. Corr.*, 1837, tome VII, nº 10.

COCAR. — Contribution à l'étude du phlegmon infectieux du plancher de la bouche. — Thèse, Paris, 1898 99, nº 286.

CHABROL. — De l'angine dite de Ludwig. — Thèse, Paris, 1886-87, nº 98.

DUBOIS. — Angine dite de Ludwig. — Congrès de chir., de Paris, 1897, séance du 20 octobre, et *Rev. méd.*, 1897, p. 267.

DÉMOULIN. — De l'angine de Ludwig. — *Soc. gén. de méd.*, 1894, p. 202.

DIVARIS Taganrog. (Russie) — Septicémie d'origine buccale. — *Grèce médicale*, août 1900.

DELAIN. — Les phlegmons du cou. Thèse, Paris, 1885.

DUDEFOY. — Etude sur le phlegmon infectieux pharyngo-laryngé. Thèse, Paris, 1893, nº 413.

DUMONTEIL-GRANPRÉ. — L'abcès sous-lingual. — Thèse de Paris, 1875.

EGBERT-ROBERTSON CH. BIEDERT. — Angine de Ludwig compliquant la fièvre typhoïde. — *American medicine.* 28 décembre 1901.

FLOUS. — De l'ulcération des artères au contact du pus. — Thèse, Paris, 1884, n° 262.

GALIPPE. — Accidents infectieux d'origine buccale. — *Revue de Stomat.*, août 1903.

GUNDRINN. — Etude clinique des abcès profonds du cou. — *Lancet*, juin 1885.

GUILLET. — Angine de Ludwig. — *Arch. prov. de Chir.*, 1892.

GOIX. — Laryngite phlegmoneuse. — Thèse de Paris, 1881.

GRAY-CROLY. — Obs. d'inflamm. diffuses du tissu cellul. du cou. — *Revue des Sc. médicales*, tome II, 1873, p. 187 et *Dublin Journ. of med sc.*, mai 1873.

GENSOUL. — Phlegmons infectieux sus-hyoïdiens. — *Journ. Clin. des hôp. de Lyon*, t. I, 1830.

HEDDAEUS (A)— Angine de Ludwig et septicémie à staphylocoques. — *München. med. Wochenschr.*, 4 Mai 1897, p. 467. Observ. in : *Presse méd.*, 1897, p. 271

HUGUET DE BOVIS. — Contribution à l'étude des phlegmons sus-hyoïdiens. — *Revue générale de méd.*, 1894, p. 555.

HARTMANN. — Phlegmon gangréneux sublingual. — Traité de chir., Duplay et Reclus, p. 378, T. V.

HOUILLON. — Contribution à l'étude de l'angine de Ludwig. Thèse Strasbourg. 1875.

JACQUE. — Contribution à la pathologie des accidents qui accompagnent l'éruption des dents en général. — Thèse de Paris, 1899-1900, N° 658.

JULIEN et TELLIER. — Contribution à l'étude des septicémies d'origine buccale. — *Revue de stomatol.*, février 1903.

JACQUEY. — Phlegmon de la région carotidienne. — Thèse de Paris, 1876, n° 383.

JANICOT. — Phlegmon pharyngo-laryngé. — Thèse de Paris, 1879.

(JOANNES) SCHWAMM. — Phlegmon pharyngé. Thèse de Munich. 1888.

KONIG. — Die Eutzündung proccose an Hals. — *Deutsche Chir.* 1882, Lief. XXXVI.

LEJARS. — Cachexie dentaire. — Leçons de chirurgie, 1895, p. 330.

LINON. — Phlegmon du cou propagé au médiastin, soc. de Chir. 1892, p. 489-444 etc rapport de Nelaton et discusion.

LUDWIG PRZEDBOSSKI. — Contribution à l'étude des phlegmons

infectieux aigus du pharynx et du larynx. — *Monatschr. Ohrenheilk.*, sept. 1896, n° 889. cité in *Revue Méd.*, 1896, p. 704.

Landgraft. — Sur le Phlegmon pharyngien. — *Berlin. Klin. Wochenschrift*, 1888.

Ludwig. — Ueber eine in neueste zeit wiederholt hier vorge — kommene Form von Halsentzünzdung. — Cor.-Bl. d. Wurt. ärztl. ver., 1836 tom VI, p. 21-25.

Lyons. F. — Contributions à l'étude du phlegmon infectieux sus-hyoïdien et sublingual Angine de Jensoul-Ludwig. Thèse de Montpellier. 1897, in. *Presse méd.*, 1897, p. 287.

Leterrier. — Du phlegmon sublingual. Thèse de Paris. 1894, N° 14.

Lidell. — Des abcès profonds du cou. — Am. J. M. Sc., Phila., Oct. 1883, p. 32.

Lombard H. Caboche. — Phlegmon rétro-pharingien gangréneux. Œdème laryngé, Propagation au médiastin. Gangrène cort. du Poumon et du péricarde. — *Bull. méd. Société Anat.*, 1900, p. 379.

Moty. — Accidents causés par les dents de sagesse. *Revue de Chir.*, Mai-Juin-Juillet 1901.

Mollière. — Du Plegmon sus-hyoïdien septique *Progrès médical* 13 Août 1887.

Michel. — Phlegmon sus-hyoïdien. — *Bul. et Mém. société anatomique.* 1890, p. 513.

Merklen. — Phlegmon diffus périphayrngien. *Bull. et Mém. soc. méd. d. hôp.*, 1890, p. 845.

Marchese de luna. — Un cas d'angine de Ludwig. *Gazette des hôp.*, 1899, p. 1366.

Massei. — A propos des phlegmons pharyngiens. — Congrès de Berlin. 1890.

Macaigne et Vauverts. — Phlegmon sublingal à pneumocoques. — *Presse Médicale*, 1896, p. 360.

Morestin. — Suppurations développées au voisinage de la bouche et du pharynx. — Traité de Chir., Le Dentu et Delbet. T. VI, p. 136 (ch.).

Morestin. — Phlegmon diffus péripharingien. — *Bull. et Mém. Société Anat.*, 23 mars 1900.

Merklein. — Phlegmon pharyngé. — *Bull. et Mém. Société méd. des hôp.*, 1890, p. 845.

Marschall. — Phlegmon et abcès du cou. — *Lancet*, 1879, I, p. 219.

Mandelstamm. — Sur les phlegmons pharyngo-laryngés. — *Thèse de Paris*. 1891.

Maisonneuve. — Sur les supp. du plancher buccal. — *Clin. Chir.*, T. II, p. 226 et 236, cité par Boris.

Monod. (Ch.). — Perforation des artères au contact des foyers purulents. — *Bull. et Mém. Société de Chir. de Paris*, VIII, 1882.

Maunder. — Inflamm. of floor of mouth tongue, Pharynx and side of neck. Laryngotomy. — *Brit. M. J.*, London, 1873, I, p. 117.

Newcombe. Angine de Ludwig. — *Gaz. heb. de méd.*, p. 512.

Ombredanne et Keim. — Angine de Ludwig. — *Société anat.*, 15 janvier 1897.

Pierre Delbet. — Le phlegmon sublingual. — *Gazette méd. de Paris*, 1894, 7 avril p. 158.

Ripault. — Un cas d'angine de Ludwig. — *Annales des malad. de l'oreille et du larynx*, sept. 1895, p. 235.

Rognetta. — Du phlegmon large du cou et de son traitement — *Bulletin de thérap.*, 1833, V, p. 371.

Rothman et Salomon. — Angine de Ludwig à évolution rapide. — *Société de méd. int. de Berlin*, 9 mars 1903.

Rodier. — Die Ludwig'sche Angina. — *Deutsche med. Wochenschr.*, Berlin, 1883, n° 11, p. 153.

Sauvineau. — Phlegmon pharyngé. — *Société anat.*, 1891.

Senator. — Sur le phlegmon pharyngé. — *Berlin. Klin. Wochenschrift*, 1888, p. 77.

Sebileau. — Les septicémies buccales. — *Revue de stomat.*, 1899, *Presse médicale*, 1901, n° 10, p. 53 et Congrès de 1900.

Sestier. — Angine laryngée œdémateus. *Thèse de Paris*, 1852.

Sébileau. — Gangrène grave de la bouche. — *Revue de stomatologie*, 1898.

Salomon. — Angine de Ludwig chez un enfant. *Société anatomique*, 1902.

Trumpp. — Angine de Ludwig. — *Gazette hebdomadaire*, 1894, p. 35.

Tissier (P.). — Angine sous-maxillaire infectieuse. *Progrès médical*, Paris, 1886, p. 714; 734; 757; 775; 748.

TORDENS. — Angine de Ludwig chez les jeunes enfants. *Revue mens. des mal. de l'enfance*, Paris, 1883, p. 579.

TILLAUX. — Sur les phlegmons du cou. — Clin. chir., 4e édition, Paris, 1897, T. I, et *Soc. de chir.*, 1892.

VAN ENGELEN. — Abcès pharyngo-maxillaires. — *Gaz. hebdom.*, 1901, p. 348.

VILLEMIN. — L'infection purulente. — *Médecine moderne.* 1898, p. 544.

VON HACKER. — Traitement opératoire des phlegmons periœsophagiens et médiastinaux. xxxe Congrès de la Société all. de chir., 1901, in *Revue de chir.*, 1901, p. 603.

WEISS. — Phlegmon infectieux par carie de la dent de sagesse. *Société de chir.*, 1887.

WALTHER. — Phlegmon du cou. *Traité de chir.*, Duplay-Reclus, T. V, p. 677.

YOUNGE. — De la cellulite cervicale. — *Dubl. med. Journal*, juin 1884, p. 1141.

ZILLNER. — Sechs Fälle von zellgewetsentzündung in der Hals-und Kiefergegend. — *Oesterr. med. Woch.*, Vienne, 1845, p. 1044.

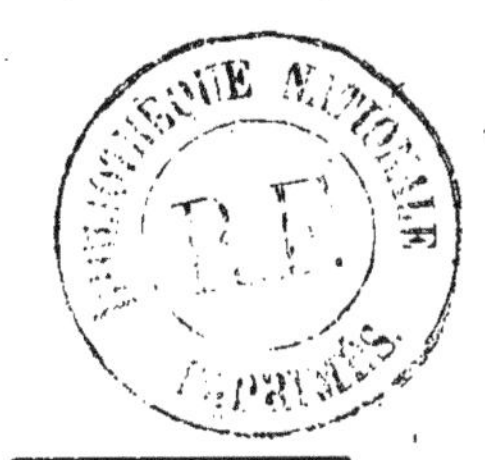

Table des matières

BIBLIOTHÈQUE NATIONALE R.F. IMPRIMÉS

Paris. — Imprimerie de l'Institut de Bibliographie. — III-1904. — N° 1440.

Paris. — Imprimerie de l'Institut de Bibliographie

www.ingramcontent.com/pod-product-compliance
Ingram Content Group UK Ltd.
Pitfield, Milton Keynes, MK11 3LW, UK
UKHW021104260726
13994UKWH00002B/708